# 临床肾内科疾病诊疗精要

主　编　冯晓明

江西科学技术出版社

江西·南昌

图书在版编目（CIP）数据

临床肾内科疾病诊疗精要 / 冯晓明主编. —南昌：
江西科学技术出版社, 2020.9（2023.7重印）
ISBN 978-7-5390-7404-7

Ⅰ.①临… Ⅱ.①冯… Ⅲ.①肾疾病 – 诊疗 Ⅳ.
①R692

中国版本图书馆CIP数据核字（2020）第114485号

国际互联网（Internet）地址：
**http://www.jxkjcbs.com**
选题序号：ZK2019467
图书代码：B20192-102

临床肾内科疾病诊疗精要                                        冯晓明   主编

| | |
|---|---|
| 出版 发行 | 江西科学技术出版社 |
| 社址 | 南昌市蓼洲街2号附1号 |
| | 邮编：330009   电话：（0791）86623491   86639342（传真） |
| 印刷 | 永清县晔盛亚胶印有限公司 |
| 经销 | 全国各地新华书店 |
| 开本 | 787 mm × 1092 mm   1/16 |
| 字数 | 214千字 |
| 印张 | 8.75 |
| 版次 | 2020年9月第1版   2023年7月第2次印刷 |
| 书号 | ISBN 978-7-5390-7404-7 |
| 定价 | 45.00元 |

赣版权登字-03-2020-202

# 前　　言

肾脏是人体的重要器官,具有许多功能,如:通过尿的生成维持水的平衡、排泄体内代谢产物和进入机体内的有害物质、维持机体内电解质和酸碱平衡、调节血压、促进红细胞生成、促进维生素 D 的活化等。这些功能可以保证机体内环境的稳定,促进新陈代谢正常进行。临床上,与肾脏有关的疾病较为常见,随着对其不断认知与了解,许多疾病的病因病理、发病机制以及诊断与治疗方法不断发展,为肾脏疾病患者的诊治提供了巨大帮助。为了更好地了解与运用肾脏系统疾病有关的研究成果,本编委会特别编写此书,望借此书为广大肾脏疾病相关的医务人员提供微薄帮助。

本书共分为六章,内容涉及肾内科常见疾病的诊断、治疗,包括《肾脏的结构与功能》《肾脏疾病常见症状》《肾脏疾病检查》《肾脏疾病常用治疗方法》《血液透析》《持续肾脏替代治疗中的抗凝》。

本书对于肾内科医师来说,可尽快掌握常见肾脏疾病诊治的新进展和方法,熟悉各项操作规程,提高临床诊治水平;对于相关的其他学科医师来说,从中也能够学习和掌握肾内科诊治的基本知识和处理程序,熟悉掌握肾内科常用诊疗技术,更好地为患者服务。

本书的作者均为多年从事肾内科临床工作的资深医护人员,具有扎实的基础理论知识和丰富的临床工作经验。编写这本书既是长期工作实践的总结,也结合了国内外肾脏疾病的最新诊疗进展。因此,具有科学实用、重点突出、便于掌握等特点。本书不仅适用于肾内科医护人员阅读,也适用于其他学科的医护人员参考。由于科学不断进步和发展,知识的更新日新月异,书中的不足之处,希望读者在阅读过程中提出宝贵意见和建议,我们将不胜感激。

本书在编写过程中,借鉴了诸多肾脏有关临床书籍与资料文献,在此表示衷心的感谢。由于本编委会人员均身负一线临床工作,故编写时间仓促,难免有错误及不足之处。恳请广大读者见谅,并给予批评指正,以更好地总结经验,起到共同进步、提高肾内科临床诊治水平的目的。

# 目录
CONTENTS

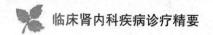

# 第一章　肾脏的结构与功能

泌尿系统是由肾、输尿管、膀胱、尿道及相关的血管、神经等组成,其主要的功能是负责机体尿液的生成和排泄。肾不仅是人体主要的排泄器官,也是一个重要的内分泌器官,对维持机体内环境的稳定起着相当重要的作用。

## 第一节　肾脏的结构

### 一、肾脏的解剖结构

肾脏位于腹膜后脊柱的两侧,左右各一,形态似蚕豆。肾脏长轴向外下倾斜,内侧渐向中央凹陷,为肾血管、神经、输尿管、淋巴管的出入处,称为肾门。成年人肾脏长、宽、厚分别为 $10.5\sim12.0$cm,$5.0\sim7.2$cm 及 $3.5\sim4.0$cm,重量为 $100\sim140$g,男性略重于女性。肾脏上界平第 12 胸椎,下界在 $3\sim4$ 腰椎椎体之间,右肾由于上方有肝脏压迫,位置明显低于左肾,其体积也较左肾略小(长径相差 1.0cm 以内)。额状切面上(图 1-1),肾实质分为皮质与髓质两大部分。肾皮质位于肾表浅部,富于血管,新鲜标本呈红褐色,肉眼见有细小颗粒,即肾小球;髓质位于肾皮质深层,色淡,致密呈条纹状,由 $8\sim20$ 个锥体形成。肾皮质深入髓质之间的部分,称为肾柱。肾锥体的底部与皮质相连,尖部钝圆伸向肾窦,称肾乳头(renal papillae)。每一肾乳头顶端有 $10\sim25$ 个小孔,为远端集合管向肾盏的开口。人类肾皮质厚约 1cm,髓质底部与皮质部的交界处称为皮髓交界处(corticomedullary junction)。根据肾髓质的结构特点,又将其分为外髓和内髓两部分。肾锥体外侧 2/3 髓质,称为外髓。肾锥体内侧 1/3 髓质,称为内髓。肾皮质、外髓和内髓的体积,分别占总体积的 70%、27% 和 3%。

1

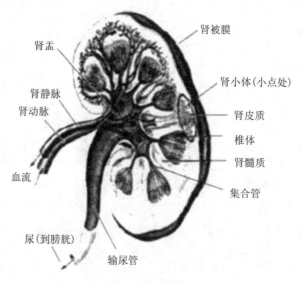

图 1-1　肾脏的大体解剖

## 二、肾脏的微细结构

肾实质主要由大量肾单位(nephron)、连接管、集合管、肾间质和肾脏血管构成。肾单位(图 1-2)是肾脏的基本结构和功能单位,每侧肾脏约有 100 万个,它由肾小体(又称肾小球)和肾小管两大部分组成,通过连接管和集合管相连,最终开口于肾乳头处。

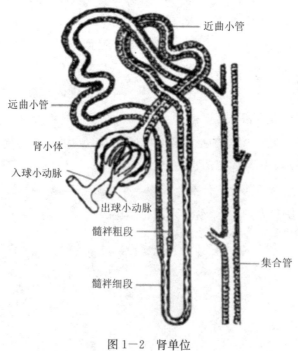

图 1-2　肾单位

肾单位是肾脏的基本功能单位,包括肾小体和与之相连的肾小管。肾小体又由肾毛细血管球与肾小囊(又称鲍曼囊,Bowman capsula)两部分组成。

（一）肾小球

肾小球又称肾毛细血管丛。由一组结构特殊的毛细血管丛以及系膜组织所组成。一条入球小动脉进入肾小球后,分出3～8个分支,每支又继续分成袢状毛细血管小叶,各小叶毛细血管相互汇合成一条出球小动脉,离开肾小球。入球小动脉较出球小动脉粗而短,从而使肾小球毛细血管内保持较高的滤过压。肾小球有小动脉出入的一端称为血管极,对侧是与肾小管相连的尿极。肾小球毛细血管壁由内皮细胞、基膜以及上皮细胞组成(机体其他组织的毛细胞血管只由内皮细胞及基膜两层结构组成),三者共同构成肾小球毛细血管滤过膜。组成滤过膜的三层结构均有一定孔隙,仅能允许一定分子量和分子直径的物质通过,称为孔径屏障。肾小球毛细血管内皮细胞和上皮细胞均被覆唾液酸蛋白,肾小球基底膜内外疏松层富有硫酸类肝素,这些物质等电点为4.7,在人体内带负电荷,不允许带负电荷的蛋白分子或其他物质滤过,组成电荷屏障。滤过膜既是分子选择性屏障又是电荷选择性屏障。对于电荷中性的分子来说,通透性主要取决于物质分子的大小,分子大就不易或不能通透。滤过膜的结构特点决定了抗原抗体复合物的沉积方式与部位。

（二）肾小囊

肾小囊是肾小管盲端凹陷成杯状的双层囊,两层之间的狭腔称为肾小囊腔。紧贴在毛细血管壁袢表面者为脏层,由足细胞构成。外层为壁层,由囊壁及壁层上皮细胞构成。壁层上皮细胞呈扁平多边形,在肾小球尿极与肾小管相连接,在血管极处,外层反折为肾小囊内层。肾小囊基底膜在肾小球的尿极移行,为近端肾小管基底膜,在血管极与出入球小动脉及肾小球毛细血管基底膜相移行。在病理情况下,壁层上皮细胞可明显增生形成新月体,可能是一种具有分化潜能的贮备细胞。

（三）肾小球旁器

肾小球旁器(图1-3)是一组与肾素分泌有关的细胞群。包括三种细胞成分,即:①入球小动脉球旁细胞。②致密斑。③肾小球外系膜区。上述诸成分在肾小球血管极部排列成三角形,入球与出球小动脉构成三角形的两边,致密斑为三角形的底,球外系膜区则在中心。肾小球旁器又可分为血管性与小管性两大组分。前者包括入球小动脉及球外系膜细胞,后者为致密斑。

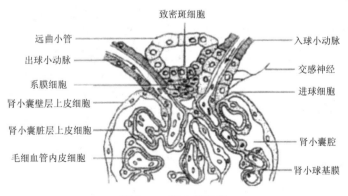

图1-3　肾小球旁器

致密斑细胞

远曲小管　　　　　　　　　入球小动脉
出球小动脉　　　　　　　　　交感神经
系膜细胞　　　　　　　　　进球细胞
肾小囊壁层上皮细胞
肾小囊脏层上皮细胞　　　　　　肾小囊腔
毛细血管内皮细胞　　　　　　肾小球基膜

（四）肾小管

肾小管是肾单位的另一个重要组成部分。包括近端小管、髓袢和远端小管三部分,其末端通过连接小管与集合管相通。管壁由单层上皮细胞和基膜致密斑细胞组成,各段小管的管径、长度和上皮细胞的形态结构,随功能差异而不同。近端小管在皮质表面呈弯曲行走部分称为弯曲部或近曲小管(proximal convoluted part)或 S1 段,而后较垂直下行的部分称之为垂直部或 S2 段。S2 段继续下行达髓质浅层深部时,其外形转为细而扁,移行为细段,先下行形成髓袢(loop of henle)的降支。该支再返折向上成为髓袢的升支,其到达内髓部时形态开始变粗,称为髓袢升支厚段。厚段至皮髓部后转为斜行,继而在皮质弯曲而行,此处称为远端曲管。相邻几个远端小管通过连接小管与集合管相通。集合管功能上与肾单位密不可分,但结构上不属于肾单位,它分为皮质部集合管和髓质部集合管两大部分。由于肾小球在皮质分布的位置深浅不一,肾单位的髓袢长短也有差异,据此分为短袢肾单位和长袢肾单位,短、长袢肾单位的比例为 7：1。

（五）连接小管

连接小管其结构与集合管起始部甚为相似,它将几根远曲小管与一根集合管相连接,呈弓状。细胞形态为立方形,侧面较狭而平,线粒体较小,且靠近细胞中央部。其基底侧膜折叠向细胞内伸入,而细胞间指状交叉则较少。胞质内含有维生素 D 依赖性钙结合蛋白、脂质和糖原颗粒,紧密联结带较粗且交叉成网状。主要调节钾、钙离子的排泄。

（六）集合管

集合管由数条连接小管汇合而成。人类皮质部肾单位常单独与集合管相连接,而近髓部肾单位则是几个远曲小管共同连接于一个集合管上。集合管可分为皮质部集合管、髓质集合管。集合管壁上有两种细胞即亮细胞(主细胞)和暗细胞(连接细胞)。亮细胞占 60%～65%,显微镜下观察其反光较强,线粒体少,细胞膜常有折叠。注射盐皮质激素或高钾饮食后,这些折叠更多,其上 $Na^+-K^+-ATP$ 酶含量平行性增加。亮细胞与泌氢有关,暗细胞与排碱有关。

（七）肾间质

肾间质由间质细胞、少量网状纤维、胶原纤维以及半流动状态的细胞外基质组成。肾皮质含间质很少,约占肾皮质总体积的 13%,随着年龄的增长,肾间质可增多。皮质间质细胞主要有成纤维细胞、巨噬细胞和间质树突细胞。成纤维细胞可以产生网状纤维和胶原纤维,还是肾脏产生促红细胞生成素的主要细胞。巨噬细胞具有游走和吞噬功能,参与免疫活动。肾髓质的间质逐渐增多,髓质外带占总体积的 20%,肾乳头部可达 30%～40%。肾髓质的间质分 3 个区域,即外髓外带、外髓内带和内髓。内髓中间质最丰富。与皮质相比较,髓质中除上述细胞外,内髓中含有比较特殊的细胞,内含较多的脂滴。此种细胞形态不规则,呈星芒状,胞体有较长的突起,粗面内质网丰富,高尔基复合体发达,有特征性的嗜锇性脂质,成排状分布在髓袢和直小血管之间。髓质是肾脏产生前列腺素的主要部位,推测此细胞可能是肾脏前列腺素的主要来源。

## 三、肾脏的血液循环

肾脏的血液供应非常丰富,在静息状态下,肾血流量占心排血量的 20%～25%。其中

90%的血液分布在肾皮质,8%～10%的血液分布在肾髓质,其中1%～2%的血液供应内髓乳头部。肾脏微循环具有独特的结构,存在双级毛细血管网,即入球小动脉和出球小动脉之间的毛细血管丛,它决定肾小球的滤过功能;出球小动脉继续分支到肾小管周围与肾小静脉之间形成球后毛细血管网,此结构与肾脏的重吸收功能密切相关。

（一）肾动脉

肾动脉在第一腰椎水平从腹主动脉分出,自肾门处入肾。肾动脉在进入肾实质之前,分成前后两个分支。前支又分成4支段动脉,分别供应肾脏尖段、腹侧上、中段及整个肾下极。后支则供应其余肾组织。肾动脉之间缺乏血管吻合,故当某一段动脉阻塞时,其供血区域肾组织将发生梗死。自肾段动脉分出叶间动脉,叶间动脉在肾柱内向皮质走行,在皮、髓交界处分叉成弓形动脉,进入皮质后即为小叶间动脉,再分为入球小动脉进入肾小球。除入球小动脉终端外,肾内动脉管壁的结构与其他部位同等大小血管的结构基本一致。

（二）肾小球毛细血管网

入球小动脉进入鲍曼囊后,管腔膨大并立即分成3～8支,形成浅表毛细血管并向尿极方向走行,称入球毛细血管;在尿极,这些血管又折返向肾小球血管极,称出球毛细血管,并汇合成出球小动脉而离开肾小球。在肾小球内,入、出球毛细血管之间有丰富的毛细血管吻合网。肾小球内毛细血管结构并不完全相同。入球毛细血管包含两部分:一部分由足细胞的足突覆盖,参与组成滤过膜;另一部分为系膜旁区,直接与系膜接触,这一部分毛细血管内皮有内皮窗孔,且无隔膜存在。而出球毛细血管窗孔变小,有隔膜覆盖,随着向出球小动脉移行,内皮窗孔逐渐消失,同时系膜逐渐伸向基底膜与内皮之间,并包绕整个毛细血管及出球小动脉内段。肾小球毛细血管的特殊结构,形成高滤过压、高通透性,是产生超滤的基础。

（三）肾小球后毛细血管网

皮质部位肾单位的出球小动脉再分支成球后毛细血管网,分布于相应肾小管周围。近髓肾单位的出球小动脉则直行下降到髓质,成为直小动脉,它由髓质向皮质返行成直小静脉后,再汇入小叶间静脉及弓形静脉。直小血管的排列特点与肾脏浓缩功能有密切关系。由于肾小管重吸收受到其周围毛细血管中的许多因素包括静水压、胶体压等的影响,而血浆在肾小球滤过后,蛋白浓度上升的情况可以直接影响胶体压等因素。因此,这种毛细血管的分布有利于肾小球与肾小管之间相互联系和影响。

（四）肾静脉

肾脏的静脉与同名的肾动脉伴行。小叶间静脉汇合成弓状静脉,最终汇合成肾静脉。与动脉不同的是肾内静脉不分段,而且在不同分支水平上有吻合现象。因而,当某一静脉阻塞时,血液可以向其他静脉支分流。

## 四、肾脏的淋巴管

肾脏的淋巴循环分为肾内和肾周两组,肾内淋巴管与肾内动静脉相伴而行。肾皮质内淋巴毛细血管网分别位于肾被膜下及肾小管周围,淋巴液引流入小叶间动静脉周围的淋巴管,进而入弓状动静脉、叶间动静脉周围的淋巴管。肾周淋巴管主要分布于肾周脂肪层内,它们与肾内淋巴管有丰富的吻合支,在肾门处与肾内淋巴管汇合,最终引流入主动脉旁淋巴结。

## 五、肾脏的神经

肾脏主要由来自腹丛的交感神经支配,交感神经纤维随肾动脉进入肾脏,逐级分布,支配各级肾脏血管、肾小球及肾小管。另外,来自弓状动脉周围神经丛的神经纤维支配髓旁肾单位的出球小动脉和直小动脉,从而调节皮质和髓质间的血流而不影响肾小球的血液循环。来自迷走神经的副交感神经纤维,只分布于肾盂和输尿管的平滑肌。

# 第二节 肾脏的生理功能

肾脏具有多种重要的生理功能。通过排尿,排泄体内的代谢废物,维持水、电解质、酸碱的平衡;肾脏也是一个内分泌器官,可分泌包括促红细胞生成素、肾素、前列腺素等许多生物活性物质;同时是肾外激素的靶器官,如抗利尿激素、醛固酮等;还可以灭活某些激素,如胃泌素、胰岛素等。通过生成尿液和内分泌功能,以维持机体内环境的稳定。

尿生成的过程包括肾小球的滤过、肾小管和集合管的重吸收以及它们的分泌和排泄,3个基本过程。

## 一、肾小球的滤过及其调节

### (一)肾小球滤过的一般概念

肾小球滤过率(glomerular filtration rate,GFR)是指单位时间内通过肾小球滤过的血浆量,正常成人的 GFR 是 120mL/min。GFR 受年龄、性别的影响。一般情况下,40 岁以后GFR 开始下降,每年减少约 1%。80 岁之后 GFR 将减少 40%,这并不影响正常生活。滤过分数是指 GFR 与肾血浆流量的比值。成年男性的 GFR 是 120mL/min,肾血浆流量大约是600mL/min,因此,滤过分数为 20%。这表明,流经肾脏的血浆约有 20%由肾小球滤过形成原尿。

### (二)肾小球滤过

肾单位是实现泌尿功能的基本结构单位。血液流经肾小球毛细血管时,通过内皮细胞的窗孔、肾小球基底膜和足细胞足突间的滤过裂孔,这三层结构组成的滤过屏障形成滤液(原尿)进入肾小囊腔。人体两侧肾脏大约有 200 万个肾单位,总滤过面积超过 1.5m²,有利于血浆滤过;毛细血管祥上的滤孔数目较多,且孔径(50~100nm)较一般毛细血管大,通透性较高。滤过屏障的独特结构使之具有一定的孔径选择性和电荷选择性,从而对水和小分子溶质的通透性极高,而对大分子血浆蛋白又有高度的截留能力。肾小球入球小动脉直接来源于小叶间动脉,后者呈直角分叉,能保证充分的动脉压;正常时,肾小球入球小动脉粗而短,出球小动脉细而长,肾小球毛细血管压力高,约相当于主动脉平均压的 60%,大约 8kPa。当肾小球毛细血管血压降至 4kPa 时,有效滤过压降为零,肾小球滤过作用停止,分子通透性差。此外,在入球与出球小动脉壁上,特别是入球小动脉壁上,有丰富的平滑肌,它不仅有效地调节肾血流量,还通过选择性改变入球、出球小动脉阻力,影响跨毛细血管壁静水压,从而调节滤过过程。一般情况下,尿量多少取决于肾小球的滤过及肾小管的重吸收。正常时,两者保持平衡,即球一管平衡。正常成年人每分钟两肾生成的原尿量即肾小球滤过率为 125mL 左右,每日生成总量约 180L,每日尿量只有 1000~2000mL。可见原尿经过肾小管时,绝大部分被重吸收,水被重吸收达 99%,其他成分也不同程度地被重吸收。其中,近端小管的重吸收率始终占肾小球滤过率的 65%~70%。这意味着在正常情况下,尿量不会因为肾小球滤过率的增减而出现大幅度的变动。

（三）肾小球滤过的调节

1. 肾血流量及 GFR 的自我调节　动脉血压在生理范围内波动,肾血流量保持相对恒定;肾动脉压在 $10.7\sim21.31kPa(80\sim160mmHg)$ 范围内变化时,肾脏血流量基本保持不变,GFR 变化不大,这种情况称为肾小球血流量和滤过的自我调节。自我调节是维持肾小球正常生理功能的重要机制之一。一方面,它保证了在动脉血压变化情况下,肾小球滤过仍稳定地进行,代谢废物的排泄不受影响;另一方面,由于血流和滤过的相对稳定,可以防止肾小球在动脉血压变化时滤出体液过多或过少。由于肾小管许多功能(如浓缩、稀释、泌钾等)与管腔中滤液流动有密切关系。因此,相对恒定的肾血流和滤过率,对于保证肾小管正常地发挥生理功能有重要作用。肾血流量及 GFR 自我调节的机制,包括:①肌源学说:肾内各组动脉平滑肌的张力可以根据血压的变化而适应性地发生张力的改变,当血压下降时张力相应下降,血压升高时张力上升,使肾血流量保持一定程度恒定。各种口径的小动脉对压力变化的敏感性不同,一般较大口径动脉(例如弓形动脉、叶间小动脉等)对较高的压力感受特别敏感。不同压力经不同口径动脉缓冲、适应,最后使肾小球血流量保持恒定。②肾小管－肾小球反馈(tubulo－glower lar feedback,TGF)学说:TGF 是指流经致密斑滤液的理化状态的变化(包括流速、离子浓度等)可以反馈性地影响 GFF。和肾血流、肾小球滤过自我调节一样,它也是肾单位内各部分功能相互协调的重要机制之一。③其他:血压变化可以改变肾血管内红细胞的漂流状况。血压较高时,血管中央部分红细胞较多,阻力较大;血压降低时,红细胞分布较均匀,阻力相对较低,由此可调节肾血流量及 GFR。红细胞的漂流状况变化还可以改变血管内皮氧化亚氮的分泌情况,从而改变血流情况。也有人认为随着血压改变,肾脏代谢也发生改变,并可影响肾血流量及 GFR。

2. 肾交感神经的作用　肾内有丰富的交感神经纤维。正常情况下,交感神经系统对肾血流量影响较小。当交感神经兴奋时,能促使肾小球入球小动脉及出球小动脉收缩,增加肾血管阻力,从而减少肾血流量。到目前为止,肾内还未发现有副交感神经。

3. 激素及血管活性物质对肾小球血流动力学的影响　许多激素和血管活性物质可影响肾小球血流动力学从而改变 GFR。根据它们对血流动力学影响不同,又可分为血管收缩性及血管舒张性两大类。血管收缩性物质包括肾素－血管紧张素系统,内皮素,血栓素 $A_2$ 等;血管扩张性物质包括前列腺素 $E_2$、前列腺素 $I_2$ 等。

## 二、肾小管对水、电解质的调节

（一）近端肾小管

近端肾小管主要功能是重吸收。肾小球滤过的近乎 100% 的葡萄糖、氨基酸,90% 的 $HCO_3^-$(碳酸氢根),70% 的 $Na^+$(钠)、$Cl^-$(氯)、$H_2O$,以及相当大比例的 $K^+$(钾)、$Ca^{2+}$(钙)、$PO_4^{3-}$(磷酸根)等,在该部重吸收。另外它还分泌 $H^+$、$NH_3$ 以及有机酸等物质。近端肾小管上皮细胞的管腔侧细胞膜有微绒毛,可提供足够重吸收面积。这些微绒毛刷状缘上有丰富的载体蛋白、酶等,从而保证吸收过程快速进行。与其他部分细胞相比,近端肾小管上皮细胞之间的连接较松,电阻力很低,仅 $5\sim7\Omega/cm^2$。当细胞两侧浓度梯度不同时,许多物质沿细胞间隙穿过。细胞的基底、侧膜上均含有丰富的 $Na^+-K^+-ATP$ 酶,可促使钠主动转运。在近端肾小管钠的重吸收与许多其他物质的重吸收相耦联。

（二）髓袢

肾对尿液稀释、浓缩是其主要功能之一。在生命过程中，机体随着环境、代谢等情况变化，经常会发生水代谢的变化，包括水绝对含量和（或）水与钠比例即血液渗量的变化。肾脏通过强大的浓缩、稀释能力，调整排出尿液的渗量，使机体良好地适应上述变化。肾脏对尿液的稀释、浓缩能力与肾髓质间质存在一个从浅部到深部逐步升高的渗透梯度。肾间质渗量在皮质最低，从髓质开始，该浓度开始明显上升，此在利尿或抗利尿情况下均相似。其中，浅层肾皮质与血渗量相似，约为 $280mOsm/(kg \cdot H_2O)$，深部髓质则可高达 $1000\sim1200mOsm/(kg \cdot H_2O)$。另外，同一平面肾间质渗量相似。肾间质的这种高渗透梯度是尿液浓缩能力以及稀释性尿液形成的主要基础，它是由髓袢、直小血管、集合小管正常生理功能和抗利尿激素等共同作用所致。

（三）远端肾单位对水、溶质等的处理过程

远端肾单位指致密斑以后的肾小管。虽然从胚胎发育来说，肾单位仅包括近端肾小管、髓袢和远端小管，而集合管并不是真正源于肾单位。但因其功能与肾单位各部分有密切关系，因此，习惯上所指的远端肾单位包括集合管（皮质部及髓质部）。远端肾单位主要功能是进一步对肾小球滤过液进行处理。这些小管有许多共同特点，例如小管上皮结构为紧密上皮，跨上皮间阻力很大，电阻高达 $180\Omega/cm^2$，由各种转运机制形成的管腔与管腔之间高浓度梯度可得到维持，而不致倒流。小管上皮细胞膜上有许多特殊受体，可对激素起反应，通过它们作用，调节多种电解质在终尿中的浓度。

### 三、肾脏的内分泌功能

肾脏与内分泌功能密切相关，包括分泌某些激素，作为肾外分泌的多种激素的靶器官，部分内分泌激素的降解场所。

1.肾脏分泌的激素

（1）前列腺素族（prostaglandins，PGs）：它们是一组由花生四烯酸代谢产生的不饱和脂肪酸，包括 $PGE_2$、$PGI_2$、$PGD_2$、$PGFl\alpha$ 及血栓素 $A_2$ 等，具有调节肾脏的血液循环及水、电解质代谢的作用。

（2）肾素－血管紧张素系统（renin－angiotensin system，RAS）：RAS 是调节血压、血容量以及电解质（主要是 $Na^+$、$K^+$）成分的重要激素系统。RAS 主要由肾素、血管紧张素原、血管紧张素转化酶（angiotensin converting enzyme，ACE）、血管紧张素（angiotensin，Ang）Ⅰ、Ⅱ、Ⅲ、Ⅳ和其他一些短肽，以及相关受体等组成。有时也把醛固酮归为这一系统，而称为肾素－血管紧张素－醛固酮系统（renin－angiotensin－aldosterone system，RAAS）。

①肾素：肾素为酸性蛋白酶，分子量为 42kD，主要由肾脏入球小动脉的球旁细胞合成和分泌。它的作用使血管紧张素原降解而成为血管紧张素Ⅰ（AngⅠ），后者再经转化酶进一步转化成为血管紧张素Ⅱ（AngⅡ）及血管紧张素Ⅲ（AngⅢ）。球旁装置内有转化酶，所以肾素可就地将血管紧张素原转化为 AngⅡ。入球小动脉内压力下降时，肾素分泌增加；致密斑管腔内尿流速减慢及该区 NaCl 转运增加时，可刺激肾素分泌。

②血管紧张素：AngⅡ是 RAS 中最重要的效应分子，AngⅡ主要通过两种 G 蛋白耦联受体，即 AngⅡ型受体（$AT_1$）和Ⅱ型受体（$AT_2$）发挥作用。其中 $AT_1$ 几乎介导了所有 AngⅡ的经典作用，$AT_2$ 的作用是拮抗 $AT_1$ 的作用。$AT_1$ 介导的 AngⅡ的作用包括：a.增加血管平滑

肌张力,可直接刺激血管平滑肌收缩,使血压上升,其中对肠系膜、皮肤、冠状动脉、肾、脾及脑的作用特别明显,而对横纹肌、肺中的血管平滑肌作用则较弱;b. 刺激醛固酮合成。肾上腺皮质小球带有 AngⅡ 受体,在 AngⅡ 刺激下醛固酮合成增加,后者促使肾小管对 $Na^+$ 重吸收增加,$H^-$、$K^+$ 排泄增加;c. 对肾小球血流动力学的影响。AngⅡ 可通过增加肾小球出球小动脉阻力及肾小球毛细血管滤过率分数而改变单个肾单位 GFR;d. 对水代谢的影响。AngⅡ 可刺激口渴,并促使抗利尿激素分泌;e. 促进组织修复、增生。以组织局部形成的 AngⅡ 作用为主,可以刺激组织损伤修复过程中,多种细胞因子、生长因子等炎症反应介质的作用。

③醛固酮(aldosterone):醛固酮是肾上腺皮质球状带分泌的激素。与其他甾体类激素一样,醛固酮作用方式是先和细胞表面受体相结合而形成激素－受体复合物,再进入到细胞内刺激 mRNA 合成,生成具有特殊生物活性的蛋白。这些生物活性包括:通过对透过酶影响,促使远端肾单位细胞膜对钠通透性增加;通过对细胞内代谢影响,使能量合成增加,供钠重吸收之用;通过直接对 $Na^+-K^+-ATP$ 酶以及 $H^+-K^+-ATP$ 酶的影响,使钠重吸收及泌氢明显增加。对维持血浆 $Na^+$、$K^+$ 平衡起重要作用。

(3)血管舒缓素、激肽系统:肾脏血管舒缓素又称激肽释放酶,主要由肾皮质分泌。根据组织化学分析方法测定,其浓度越向肾组织深部越低,到肾乳突部几乎完全缺如。肾小管中的激肽仅存在于远端小管,近端小管中缺乏。这是因为近端小管内有激肽酶,注入后即被破坏。肾脏血管舒缓素、激肽系统生理功能尚不明确,可能与水、钠代谢有关。

(4)活性维生素 $D[1,25-(OH)_2D_3]$:由近端肾小管合成。该段肾小管内含有 $1\alpha-$ 羟化酶,可将 $25-(OH)D_3$ 转化为 $[1,25-(OH)_2D_3]$ 及 $[24,25-(OH)_2D_3]$。$[1,25-(OH)_2D_3]$ 有很强的生物活性,可促使胃肠道钙、磷的吸收。在骨骼则可促使骨骼生长及软骨钙化;对肾脏可促使钙的转运,但对磷的重吸收却减少。$[24,25-(OH)_2D_3]$ 对钙、磷的作用较 $[1,25-(OH)_2D_3]$ 弱,当血清钙浓度降低时,$[1\alpha-$ 羟化酶] 活性增加;反之,若血钙或浓度升高,则 $[24-$ 羟化酶] 活性增加,以此来调节血钙浓度。维生素 $D_3$ 一方面和甲状旁腺素有协同作用,同时也可通过与甲状旁腺上的维生素 D 受体相结合而抑制甲状旁腺激素分泌。肾脏疾病时,$[1,25-(OH)_2D_3]$ 生成减少,甲状旁腺分泌增多,病者可出现骨骼生长发育障碍,发生维生素 D 缺乏病、软骨病等,统称为肾性骨营养不良。

(5)促红细胞生成素(erythropoietin,EPO):EPO 为肾脏在缺氧时产生的一种物质,分子量为 $23\sim27kD$,可以促使骨髓红细胞系列干细胞(erythrocytic progenitor cell)的增殖和成熟。肾脏产生促红细胞生成素的部位主要在皮质和外髓部的肾小管周围的成纤维细胞,肾小球毛细血管也可产生少量 EPO。EPO 分泌的具体机制不清楚,正常情况下向离体中灌注低氧溶液,或者含钴溶液,可使 EPO 产生明显增加。如灌注高饱和氧溶液,则可抑制其产生。PGs 可能为刺激分泌过程重要一环。$\beta_2$ 肾上腺素能受体兴奋以及腺苷酸的活化等,与其分泌也有关系。另外,甲状旁腺激素水平过高可能也抑制 EPO 的生成及作用。慢性肾衰竭时,形成贫血的原因,一方面是由于肾实质减少,EPO 分泌不足;另一方面是由于尿毒症毒素使红细胞寿命缩短。

2. 肾外激素对肾脏的作用　与肾有关的肾外激素主要包括抗利尿激素、甲状旁腺激素、降钙素等,肾脏是这些激素系统作用的重要靶器官。

(1)抗利尿激素(antidiuretic hormone,ADH):ADH 是由下丘脑视上核神经细胞分泌并贮存在神经垂体的激素。当机体大量失水,使循环血容量下降或血浆晶体渗透压升高时,可刺激下丘脑视上核或其周围区的渗透压感受器而使 ADH 释放增多。ADH 能提高肾远曲小管和集合管对水的通透性,从而使水的重吸收增加,尿量减少,机体水分得以补充。当大量饮水时,则相反。抗利尿激素除了对水的平衡进行调节外,也对肾小球系膜细胞起作用,促使后者收缩,通过影响肾小球超滤系数(Kf)而影响滤过率。

(2)甲状旁腺激素(parathyroid gland hormone,PTH):PTH 是由甲状旁腺分泌、含有 84 个氨基酸残基的直链多肽,分子量为 95kD,其生物活性取决于氨基端的第 1～27 位氨基酸残基。正常人血浆 PTH 的浓度为 10～50ng/L,半衰期为 20～30min。PTH 主要在肝内水解灭活,其代谢产物经肾排出体外。PTH 的生理作用是调节体内钙磷代谢:①加强骨细胞溶解骨钙和破骨细胞吸收骨基质的作用,骨钙可以不断地释出以维持血钙水平。②在肠道无直接作用,通过[$1,25(OH)_2D_3$]间接促进 $Ca^{2+}$ 的吸收。③在肾脏抑制无机磷在肾小管重吸收,促进 $Ca^{2+}$ 重吸收。④促进 $1\alpha$-羟化酶作用,使 $25(OH)D_3$ 转变为[$1,25(OH)_2D_3$]。⑤PTH 除对 $Ca^{2+}$、$PO_4^{3-}$ 代谢有影响外,可能对近端肾小管的 $Na^+$、$H^+$ 转运系统以及亨氏袢升支 NaCl 转运也有影响,可能参与了酸碱平衡及水、盐代谢的调节。PTH 也对肾小球作用,可降低肾小球超滤系数(Kf),其机制尚不明确。

(3)降钙素:降钙素由甲状腺滤泡旁细胞形成及分泌的多肽,分子量为 3419D。降钙素的分泌受钙浓度的调节,高血钙可促进降钙素的分泌。降钙素可以抑制肾小管对钙、磷的重吸收,维持血钙、磷的稳定。

3. 肾脏对激素的降解 胰岛素和许多胃肠道分泌的多肽类激素如胃泌素,很大一部分是在肾脏降解。虽然对肾脏功能影响较小,但它们在肾功能不全时,其生物半衰期延长而引起代谢紊乱,如终末期糖尿病肾病患者应用胰岛素治疗易发生低血糖,终末期肾病患者易并发消化道溃疡。

# 第二章　肾脏疾病常见症状

## 第一节　水肿

水肿是指过多的液体在组织间隙或体腔内积聚,是多种疾病的一种重要的病理过程。

### 一、分类

1. **按水肿范围分类**　全身性水肿和局部性水肿。
2. **按病因分类**　分为心源性水肿、肝源性水肿、肾源性水肿、淋巴性水肿、特发性水肿等。

### 二、发病机制

(一)血管内、外液体交换失衡——体液分布异常

1. **毛细血管有效流体静压增高**　有效流体静压增高,组织液生成增多,当超过淋巴回流的代偿能力时,引起水肿。常见于静脉血栓或肿瘤压迫、心力衰竭等。

2. **毛细血管有效胶体渗透压下降**　当血浆清蛋白含量减少时,血浆胶体渗透压下降,而平均有效滤过压增大,组织液生成增加,超过淋巴回流的代偿能力而发生水肿。常见于肾病综合征、肝硬化、营养不良等。

3. **毛细血管通透性增加**　微血管壁通透性增加,使血浆蛋白从毛细血管和微静脉壁滤出增加。组织间液的胶体渗透压上升,促使溶质及水分滤出。常见于局部急性炎症等。

4. **淋巴回流受阻**　淋巴回流受阻或不能代偿性加强回流时,含蛋白的水肿液在组织间隙中积聚,形成淋巴性水肿。常见于丝虫病、慢性淋巴管炎、局部淋巴结切除术后、肿瘤压迫等。

(二)体内外液体失衡——钠、水潴留

因(肾小)球一管失衡而导致肾排钠、排水减少,钠、水潴留引起细胞外液量绝对增多,从而导致组织间液增多。见于各种原因引起的肾小球滤过率降低,肾小管对钠、水的重吸收增强。正常情况下,血管内与血管外液体维持着动态平衡。

### 三、临床表现

(一)皮下水肿

皮下水肿是全身或躯体局部水肿的重要体征。患者皮肤(全身或局部)紧张、发亮,原有的皮肤皱纹变浅或消失,体内液体储存量达4～5kg,指按压后局部发生凹陷,即可出现显性水肿,又称凹陷性水肿。全身性水肿患者在出现凹陷性水肿之前已有组织液的增多,并可达原体重的10%,称隐性水肿。

（二）积水

如水肿发生于体腔内，则称为积水。如心包积水、胸腔积液、腹水、脑积水等，是水肿的特殊形式。

## 四、诊断

（一）确定水肿的诊断

1. 根据皮下水肿的典型临床表现。

2. 对可疑为隐性水肿的患者，监测体重的变化，仅表现为每周体重增加超过 0.5kg 者为隐性水肿。

3. 浆膜腔积液的患者可表现为相应的临床症状、体征，结合 X 线片、B 超等影像学检查可做出诊断。

（二）判断水肿的严重程度

按水肿的严重程度可分为轻、中、重三度。

1. 轻度　仅见于眼睑、眶下软组织、胫骨前、踝部皮下组织，指压后可见组织轻度下陷，平复较快。

2. 中度　全身组织均见明显水肿，指压后可出现明显的或较深的组织下陷，平复缓慢。

3. 重度　全身组织严重水肿，身体低位皮肤紧张发亮，甚至有液体渗出。此外，胸腔、腹腔等浆膜腔内可见积液，外阴部亦可见严重水肿。

（三）区分是全身性水肿还是局部性水肿

1. 局部性水肿　临床特点为局部性、不对称性。引起局部性水肿的主要病因有以下几种。

（1）血栓性静脉炎和大静脉栓塞导致的局部血管闭塞。

（2）局部淋巴回流障碍。

（3）局部神经血管性水肿。

（4）因局部感染、炎症、过敏导致的毛细血管通透性增加。

2. 全身性水肿　临床特点为对称性，如局部对称或全身对称地出现水肿。临床上常可找到全身性病因，如肾病、心脏病、肝病、内分泌系统紊乱、营养不良、风湿性疾病及有应用皮质激素、降压药、雌激素等药物史等。

（四）全身性水肿的病因诊断

通过病史、临床体格检查结合相应的辅助检查综合判断引起全身性水肿的病因。病史收集注意事项：①水肿是持久性还是间歇性。②有无诱因和前驱症状。③水肿首发部位及发展顺序。④水肿发展的速度。⑤有无心脏病、肾病、肝病及内分泌功能失调等病史。体格检查时注意事项：①水肿是凹陷性还是非凹陷性。②有无胸腔积液、腹水征象。③营养状况如何。④有无颈静脉怒张，有无肝脾瘀血、肿大，有无腹壁侧支循环静脉怒张等。

（五）全身性水肿的鉴别诊断

1. 肾源性水肿　由于肾病导致水分不能正常排出而潴留于体内时称肾性水肿。肾性水肿可分为肾炎性水肿、肾病性水肿、肾衰竭性水肿。

（1）肾炎性水肿：主要是由于广泛的肾小球的病变，造成"球—管失衡"和肾小球滤过分数下降，导致水、钠潴留，产生水肿。另外，由于水钠潴留、高血压等因素引起容量负荷增加，使毛细血管内流体静水压增高以及因炎症所致毛细血管的通透性增加,均可以加剧水肿的发生。水肿多发生于组织疏松部位。轻者仅眼睑及面部水肿,晨起时明显;少数重症者,水肿可遍及全身,呈指凹性水肿。主要见于急、慢性肾小球肾炎患者。

(2)肾病性水肿:发病机制的中心环节是低蛋白血症所致的血浆胶体渗透压下降。此外,由于血管内有效血容量的减少,可以刺激血管内的容量感受器,刺激肾素－血管紧张素－醛固酮系统激活,抗利尿激素分泌增加,利钠因子分泌减少,使水肿进一步加重。水肿多发生于身体的低垂部,常同时伴有胸腔积液、腹水等。见于肾病综合征患者。

(3)肾衰竭性水肿:严重的急性肾衰竭时,由于肾小管坏死、脱落、阻塞管腔和间质性水肿压迫,可引起水、钠潴留,导致全身水肿;慢性肾衰竭则主要是由于肾单位的大部分毁损,造成肾小球滤过率的明显下降,肾排泄水、钠明显减少而引起水肿。急、慢性肾衰竭引起的水肿均为全身性水肿。急性肾衰竭引起的水肿发生较迅速、明显,而慢性肾衰竭引起的水肿发生则较缓慢。两者都伴有不同程度的肾功能减退。

2.心源性水肿　心源性水肿见于由各种原因引起的心力衰竭、慢性缩窄性心包炎及原发性心肌病等。心力衰竭引起的水肿通常出现于足、踝部,同时常伴有劳力性呼吸困难、活动耐受力差,夜间阵发性呼吸困难和端坐呼吸。可出现颈静脉怒张、肺底啰音、心动过速伴第三心音奔马律及心脏扩大等现象。

3.肝源性水肿　主要是肝硬化所致,以腹水为主要表现。当出现全身水肿时,常提示有营养不良与较重的肝功能损害。常伴有脾肿大、食管或腹壁静脉曲张、蜘蛛痣及肝功能异常,通常具有酒精性肝硬化、病毒性肝硬化或胆汁性肝硬化的特异性表现。

4.药源性水肿　某些药物如糖皮质激素、非甾体消炎药、米诺地尔、雌激素、胰岛素、甘草等均可引起水、钠潴留,从而导致水肿的发生。此外,滥用利尿药可使有效循环血量减少,引起醛固酮增加,也可导致水肿。药源性水肿的特点是发生在用药后,停药后不久,水肿可消失。

5.内分泌性水肿　如腺垂体功能减退症、甲状腺功能减退症、甲状腺功能亢进症及皮质醇增多症等,前两种疾病在临床上通常表现为特异性的黏液性水肿。

6.营养不良性水肿　水肿的特点是先从足部开始,逐渐蔓延至全身,常伴消瘦、体重减轻等。常可找到慢性胃肠道疾病及慢性消耗性疾病的依据。

7.特发性水肿　为原因不明的水肿,多发生于女性,以青春期和中年女性多见。水肿受体位的影响,呈昼夜周期性波动。因此,每天多次称量体重是诊断的重要依据之一。患者可伴有情绪不安、抑郁等精神症状。特发性水肿需要排除所有的继发性因素后才能诊断。

# 第二节　高血压

高血压是指在未服用抗高血压药物的情况下动脉收缩压≥140mmHg(1mmHg＝0.133kPa)和(或)舒张压≥90mmHg。收缩压≥140mmHg和舒张压<90mmHg单列为单纯收缩期高血压。患者既往有高血压史,目前正服用抗高血压药物,即使血压已低于140/90mmHg,仍诊断为高血压。

## 一、诊断标准与分类

血压水平的定义和分类见表2-1。

表 2-1　血压水平的定义和分类

| 类别 | 收缩压(mmHg) | | 舒张压(mmHg) |
|---|---|---|---|
| 正常血压 | <120 | 和 | <80 |
| 正常高值 | =120~139 | 或 | 80~89 |
| 高血压 | ≥140 | 或 | ≥90 |
| 1级高血压(轻度) | =140~159 | 或 | 90~99 |
| 2级高血压(中度) | =160~179 | 或 | 100~109 |
| 3级高血压(重度) | ≥180 | 或 | ≥110 |
| 单纯收缩期高血压 | ≥140 | 和 | <90 |

注:患者收缩压与舒张压属于不同级别时,则以较高的分级为准

(一)肾性高血压

1.肾实质性高血压　肾实质性高血压是最常见的继发性高血压(以慢性肾小球肾炎最常见)。慢性肾病在病程的中、后期均可出现高血压,至终末期高血压几乎都和肾功能不全相伴发。根据病史、尿常规、尿沉渣细胞计数、肾影像学检查及肾穿刺病理检查,不难与高血压的肾损害相鉴别。

2.肾血管疾病　有以下临床状况应考虑本病:突发的高血压,尤其是女性30岁以前(病因为纤维肌性增生不良)或男性50岁以后(病因为动脉粥样硬化);进展性或难治性高血压;腹部或肋脊角连续性或收缩期杂音;伴周围血管疾病;不能解释的或应用血管紧张素转化酶抑制药(ACEI)后的氮质血症;不能解释的低钾血症;以及单侧肾缩小>1.5cm。此外,还有动脉粥样硬化的易患因素,如年龄、吸烟、高脂血症、糖尿病等。肾动脉造影是确诊肾动脉狭窄的金标准。

(二)内分泌性高血压

1.嗜铬细胞瘤　肿瘤释放出大量儿茶酚胺,引起血压升高和代谢紊乱。高血压可为持续性或阵发性,可同时伴有头痛、心悸、恶心、多汗等症状。血和尿儿茶酚胺及其代谢产物的测定、酚妥拉明试验、胰高糖素激发试验等有助于做出诊断。

2.Cushing综合征　本征由肾上腺皮质分泌过量糖皮质激素(主要为皮质醇)所致。高血压为并发症。特点:①有向心性肥胖、满月脸、多血质外貌等典型表现。②皮质醇昼夜节律消失。③24小时尿游离皮质醇或24小时尿17-羟皮质类固醇测定高于正常。④小剂量地塞米松抑制试验呈现不抑制反应。

3.原发性醛固酮增多症　因为肾上腺皮质醛固酮瘤或增生所致的醛固酮分泌过多。典型的症状和体征有:①轻至中度高血压。②多尿,尤其夜尿增多,口渴、尿比重下降、碱性尿。③发作性肌无力或瘫痪、肌痛、抽搐或手足麻木感等凡高血压者合并上述3项临床表现,并有低钾血症、高血钠性碱中毒而无其他原因可解释的,应考虑本病。实验室检查可见血和尿醛固酮升高,血浆肾素活性降低。

(三)药物性高血压

一些药物不仅可使血压正常者血压升高;也可使原有高血压加重,诱发高血压危象或成为难治性高血压。引起血压升高的常用药物类型有非甾体消炎药、女用口服避孕药、肾上腺

皮质激素、拟肾上腺素药物、单胺氧化酶抑制药等。

## 二、诊断

(一)确定患者是否为高血压

1.达到高血压诊断标准,非同日 2 次或 2 次以上。

2.血压测量准确、可靠。

3.排除"白大褂高血压"因素。

(二)高血压严重程度的判定

在确定患者有高血压后,进行高血压严重程度的判定,对高血压危象和急进型恶性高血压须尽快做出判定并立即给予对症处理。

(三)区分患者是原发性高血压还是继发性高血压

在诊断原发性高血压之前首先排除继发性高血压。

1. 提示可能为继发性高血压的线索

(1)严重或难治性高血压。

(2)年轻时发病。

(3)原来控制良好的高血压突然恶化。

(4)突然发病。

(5)合并周围血管病的高血压。

2. 提示继发性高血压的体征

(1)Cushing 综合征面容。

(2)神经纤维瘤性皮肤斑(嗜铬细胞瘤)。

(3)触诊有肾增大(多囊肾)。

(4)听诊有腹部杂音(肾血管性高血压)。

(5)听诊有心前区或胸部杂音(主动脉缩窄或主动脉病)。

(6)股动脉搏动消失或胸部杂音(主动脉缩窄或主动脉病)。

(7)股动脉搏动消失或延迟、股动脉脉压降低(主动脉缩窄或主动脉病)。

(四)评估机体各靶器官的功能状况、各种心血管危险因素及相关的临床状况

对于原发性高血压进一步评估靶器官损害、心血管危险因素及相关的临床状况。

(五)高血压病的危险分层

根据患者血压水平、各种心血管危险因素、机体各靶器官的功能状况及相关的临床状况进行危险分层,见表 2—2。

表 2—2　高血压病的危险分层

| 危险因素及病史 | 血压水平 | | |
| --- | --- | --- | --- |
| | 1 级 | 2 级 | 3 级 |
| 无其他危险因素 | 低危 | 中危 | 高危 |
| 1~2 个危险因素 | 中危 | 中危 | 很高危 |
| ≥3 个危险因素,或靶器官损害或糖尿病 | 高危 | 高危 | 很高危 |
| 并存的临床情况 | 很高危 | 很高危 | 很高危 |

（六）明确继发性高血压的病因

成年人高血压中 5%～10% 为继发性高血压。根据上述提示继发性高血压的线索和体征进行相应的辅助检查,进一步明确病因。

# 第三节 蛋白尿

## 一、判定标准

下述任何检测方法达到判定标准即可做出相应诊断。

1. 蛋白尿

(1)尿蛋白排泄量持续>300mg/d。

(2)任何一次排尿,测定尿蛋白/肌酐比值>200mg/g。

(3)任何一次排尿,尿测试片测定尿蛋白>300mg/L。

2. 大量蛋白尿

(1)尿蛋白排泄量>3.5g/d。

(2)任何一次排尿,测定尿蛋白/肌酐比值>300mg/g。

3. 清蛋白尿

(1)尿清蛋白排泄量持续>300mg/d。

(2)任何一次排尿,测定尿清蛋白/肌酐比值,男性>250mg/g,女性>355mg/g。

4. 微量清蛋白尿

(1)尿清蛋白排泄在 30～300mg/d。

(2)任何一次排尿,尿清蛋白/肌酐比值男性在 17～250mg/g,女性在 25～355mg/g。

## 二、分类

（一）病理生理分类

1. 肾小球性蛋白尿　是由于肾小球滤过膜的损伤以致孔径增大或基底膜电荷屏障的破坏或消失,血浆蛋白成分通过肾小球滤过屏障进入包曼囊内,超过近端肾小管对蛋白的重吸收能力所形成的蛋白尿。尿蛋白量较大,主要成分是清蛋白;损伤严重时,尿中也可以出现大分子量的蛋白如 IgG 等。肾小球性蛋白尿分选择性蛋白尿和非选择性蛋白尿。见于各种原发性肾小球疾病、继发性肾小球疾病。

2. 肾小管性蛋白尿　是由于各种原因引起肾小管损害,导致肾小管不能充分重吸收肾小球滤过的小分子蛋白质而产生的蛋白尿。尿中蛋白质以 $\alpha_2$-微球蛋白、$\beta_2$-微球蛋白、溶菌酶等小分子蛋白增多为主;每日尿蛋白排出量通常在 1g 以下。见于药物及毒物作用及肾小管间质疾病。

3. 溢出性蛋白尿　血中低分子量的异常蛋白(如免疫球蛋白的轻链、血红蛋白、肌红蛋白、溶菌酶及 $\beta_2$-微球蛋白等)增多,经肾小球滤出而又未能被肾小管完全重吸收所致。见于溶血性贫血、多发性骨髓瘤肾病、轻链病等。

4. 组织性蛋白尿　肾组织分泌蛋白(如远端肾小管排泌的 Tamm-Horsfall 蛋白,尿路上皮分泌的 IgA 球蛋白)及病态时释入尿中的肾和尿路组织结构蛋白增多。见于尿路急性炎症、泌尿系肿瘤等。

（二）临床分类

1. 生理性蛋白尿

（1）功能性蛋白尿：多由于发热，寒冷或高温剧烈运动等原因引起肾小球内血流动力学改变而发生。为一过性蛋白尿，原因去除后，蛋白尿消失。尿蛋白定量一般<0.5g/d，主要为清蛋白。

（2）直立性蛋白尿：指直立位或脊柱前凸位时出现的蛋白尿，平卧或清晨起床前尿蛋白为阴性。尿蛋白定量一般<1.0g/d。多见于瘦长型年轻人。多数患者预后良好，蛋白尿可逐渐缓解，也可于若干年后出现轻度系膜增生性改变的慢性肾小球肾炎。此类蛋白尿通常无须治疗，但应随访观察。

2. 病理性蛋白尿　多为持续性蛋白尿，两次或两次以上（间隔1~2周）尿蛋白阳性的患者应诊断为持续性蛋白尿，通常是由于肾的病变所导致的。蛋白量可多可少，可为无症状性蛋白尿，也可以伴发血尿、水肿、高血压等症状。

（三）根据尿蛋白分子量大小分类

采用尿圆盘电泳的方法进行分子量的测定。

1. 低分子量蛋白尿　分子量在 10000~50000。

2. 中分子量蛋白尿　分子量在 50000~100000。

3. 高分子量蛋白尿　分子量在 100000~1000000。

意义：根据尿蛋白分子量的大小，对蛋白尿的来源进行初步的定位分析。溢出性蛋白尿及肾小管性蛋白尿多为低分子量蛋白尿。肾小球性蛋白尿可表现为中、高分子量的蛋白尿。组织性蛋白尿也属于高分子量蛋白。

## 三、诊断

（一）判断是否为真性蛋白尿

在确定为蛋白尿之前首先要排除假性蛋白尿。

1. 尿中混有血液或脓液、白带等炎性分泌物及肿瘤分泌物时可出现蛋白尿。

2. 当混有前列腺液、精液或下尿路分泌物时，也会出现蛋白尿。

（二）蛋白尿的定量分析

应用尿蛋白的定量检测方法进行尿蛋白及尿清蛋白的定量分析。

（三）蛋白尿的定位诊断

通过尿蛋白的定量分析、尿圆盘电泳进行尿蛋白分子量的测定、放射免疫方法或酶联免疫方法测定各种特异性蛋白质来区分蛋白尿的来源：肾小球性蛋白尿、肾小管性蛋白尿、溢出性蛋白尿、组织性蛋白尿。

（四）蛋白尿的病因诊断

1. 区分蛋白尿是功能性蛋白尿、直立性蛋白尿还是病理性蛋白尿　在排除了生理性因素或体位因素所导致的蛋白尿后，可确定病理性蛋白尿的诊断。

2. 确定病理性蛋白尿的病因　各种原发性或继发性肾病均可引起蛋白尿，根据病史、体格检查、实验室检查及影像学检查等进行综合分析。必要时，应进行肾穿刺活组织病理检查以判断蛋白尿的确切病因。

# 第四节　血尿

## 一、判定标准

符合下述条件之一者即为血尿。

### (一)镜下血尿

尿色正常,仅显微镜下红细胞增多,称为镜下血尿。

1. 新鲜尿液离心后沉渣镜检红细胞>3 个/HP。

2. 1 小时尿沉渣红细胞记数,男性>30000 个,女性>40000 个。

3. 12 小时尿 Addis 记数红细胞>$5 \times 10^6$ 个。

### (二)肉眼血尿

每升尿中含血量超过 1ml,即可出现淡红色。

## 二、分类

### (一)根据出血部位分类

分为初始血尿、终末血尿、全程血尿。

### (二)根据血尿来源分类

1. 肾小球源性血尿　来源于肾小球。

2. 非肾小球源性血尿　来源于肾小球之外的泌尿系部位。

### (三)根据病因分类

1. 泌尿系统疾病

(1)各种原发性、继发性肾小球疾病:如急性肾小球肾炎、IgA 肾病、新月体性肾炎、系统性红斑狼疮等。

(2)感染:肾盂肾炎、膀胱炎、尿道炎、前列腺炎、肾及膀胱结核等。

(3)占位性病变:结石、肿瘤等。

(4)其他原因:间质性肾炎、血管性疾病、遗传性疾病、泌尿系外伤。

2. 泌尿系邻近器官疾病　急性阑尾炎、盆腔炎、输卵管炎或邻近器官肿瘤等,刺激或侵犯膀胱、输尿管时,可引起血尿。

3. 全身疾病伴血尿　见于血小板减少性紫癜、过敏性紫癜、血友病、流行性出血热等。

4. 理化因素及药物　放射性肾炎和膀胱炎;化学物质汞、铅等重金属;动、植物毒素中毒;磺胺药、非甾体消炎药等药物对肾的损伤;环磷酰胺引起的出血性膀胱炎。

5. 生理性血尿　见于剧烈活动、高热、重体力劳动及长久站立等。

## 三、诊断方法

### (一)尿三杯试验

1. 初始血尿　第 1 杯含有血液,而其余两杯无血液或甚少血液,为尿道病变所致。

2. 终末血尿　第 3 杯见到红细胞,见于膀胱颈、三角区或后尿道的疾病。

3. 全程血尿　在 3 杯尿中均能见到数量相当的红细胞,见于上尿路或膀胱疾病。

（二）尿红细胞形态学检查

1.新鲜尿沉渣相差显微镜检查

（1）肾小球源性血尿：变形红细胞计数>80%或棘形红细胞>5%，异常形态红细胞呈现大小不等、形态各异、体积缩小（血红蛋白丢失）。

（2）非肾小球源性血尿：尿中红细胞为正常形态，无血红蛋白丢失现象，变形红细胞数<30%。

（3）混合性血尿：尿中变形红细胞和正常形态红细胞数目基本相等。

2.尿红细胞容积分布曲线　肾小球源性血尿呈非对称曲线。非肾小球源性血尿呈对称曲线；混合性血尿呈双峰。

（三）其他佐证

1.尿蛋白圆盘电泳　中分子或高分子蛋白尿提示肾小球源性血尿，若类似血浆蛋白质的电泳圆形，表明为非肾小球性血尿。

2.尿液结果的分析

（1）尿蛋白的排出量：血尿标本中有明显的蛋白尿，尤其以清蛋白为主的肾小球性蛋白尿提示尿中红细胞来源于肾小球。非肾小球源性血尿极少见尿蛋白多于1.0g/d。因而肉眼血尿或镜下血尿的蛋白量>1.0g/d或定性试验（＋＋）以上，则提示肾小球源性血尿。

（2）病理管型：一旦出现，尤其是出现红细胞管型，高度提早血尿来源于肾小球。

（3）白细胞：尿沉渣中有大量白细胞或以白细胞为主，感染性疾病可能性大，进一步做细菌学检查。

## 四、诊断

（一）确定血尿的诊断

1.排除假阳性血尿

（1）月经、阴道或直肠出血污染尿液所引起的假性血尿。

（2）血红蛋白尿可以呈暗红色或酱油色，尿液隐血试验阳性，尿液镜检时无红细胞。

2.排除假阴性血尿　尿中无红细胞不能完全排除血尿。尿渗透压过低或尿液的酸性过度均可以使尿的红细胞发生溶解，但尿隐血试验为阳性结果。此种情况须与血红蛋白尿相鉴别。

（二）血尿的定位诊断

1.尿三杯试验对血尿进行初步的定位。

2.对全程血尿区分是肾小球源性血尿还是非肾小球源性血尿。

（三）血尿的病因诊断

1.肾小球源性血尿　常由各种原发性或继发性肾小球肾炎引起，持续或间歇性发作。患者可同时伴有水肿、蛋白尿、高血压及肾功能障碍等。肾穿刺活检有助于明确病因。

2.非肾小球源性血尿　多见于肾盂、肾盏、输尿管、膀胱等处的炎症、结石、外伤、肿瘤等病变。患者伴尿路刺激症状、肾绞痛或尿中有血凝块时，多考虑此种类型血尿。尿脱落细胞学检查、膀胱镜检查及影像学检查有助于诊断。

## 第五节　少尿、无尿

### 一、定义及判定标准

1. 少尿　尿量少于 400ml/24h 或少于 17ml/h。
2. 无尿　24 小时尿量少于 100ml 或 12 小时完全无尿。

### 二、病因分类

1. 肾前性　由于休克、低血压、心功能不全、脱水与电解质紊乱、重症肝病、重症低蛋白血症等疾病引起肾血流灌注不足,肾小球滤过率减少,以致尿量减少甚至无尿。
2. 肾性　见于急性肾小球疾病(如急性肾炎综合征、急进性肾炎综合征)、急性间质性肾炎、急性肾小管坏死、肾血管性疾病、双侧肾皮质坏死及慢性肾病的急剧恶化。
3. 肾后性　膀胱颈部的梗阻(如结石、前列腺增生)或功能异常(如神经源性膀胱)引起肾后性急性肾衰竭,出现少尿或无尿。

### 三、诊断

(一)确定少尿或无尿的诊断
排除膀胱功能障碍所致的膀胱尿潴留。
(二)确定少尿或无尿的病因
引起少尿与无尿的肾前性、肾性、肾后性因素鉴别要点见急性肾衰竭。
1. 寻找有无肾后性因素的存在。因为这些梗阻因素一旦解除,则少尿与无尿症状迅速消失,肾功能亦随之恢复。
2. 寻找有无肾前性因素的存在。
3. 对肾性少尿的病因迅速做出正确判断。

## 第六节　多尿

### 一、定义及判定标准

24 小时尿量＞3000ml 或尿量＞2ml/min 即为多尿。

### 二、分类

(一)病因分类
1. 水利尿
(1)水异常摄入过多:心理性或强迫性多饮。
(2)肾性水排泄增加:中枢性尿崩症、肾性尿崩症。
2. 溶质性利尿
(1)有机物排泄过多:主要物质是葡萄糖、尿素。

（2）电解质排泄过多：见于梗阻后利尿、急性肾功能衰竭多尿期、肾移植后利尿。

（3）心房肽分泌过多。

（4）溶质利尿药的应用：如甘露醇等。

3.水和溶质混合性利尿 上述因素中的某些因素同时存在，此型特点是低渗尿，但溶质排泄量明显增加。

（二）病理生理分类

1.高渗性多尿 尿比重＞1.020，尿渗透压＞800mmol/L，可由于葡萄糖排泄过多（糖尿病）、尿素排泄过多（高蛋白饮食、高热量鼻饲）及尿钠排泄过多（慢性肾上腺皮质功能减退症）引起。

2.低渗性多尿 尿比重＜1.005，尿渗透压＜200mmol/L。低渗性多尿分为对加压素不敏感性多尿和对加压素敏感性多尿两种类型，前者因肾的病变所致，见于各种原因引起的慢性间质性肾炎、低钾性肾病（原发性醛固酮增多症、慢性腹泻等）、高钙性肾病（甲状旁腺功能亢进等）、高尿酸血症、干燥综合征、多囊肾及肾性尿崩症等；后者见于中枢性尿崩症、烦渴多饮所致多尿。

### 三、诊断

（一）确定多尿的类型

确定是高渗性多尿还是低渗性多尿。

（二）确定多尿的病因

1.高渗性多尿 测定空腹血糖、血钠、血尿素氮、尿钠及尿素氮等，以确定造成高渗性利尿的溶质种类，根据病史，细致体格检查以明确病因。

2.低渗性多尿 通过禁水试验、高渗盐水试验及加压素试验，以明确多尿的原因是肾性、精神性或中枢性。低渗性多尿的鉴别见表2－3。

表2－3 低渗性多尿的鉴别

| | | 神经性多尿 | 垂体性尿崩症 | 肾性尿崩症 |
|---|---|---|---|---|
| 禁水试验 | 尿比重 | 上升 | 不升 | 不升 |
| | 血压 | 不下降 | 下降 | 下降 |
| 高渗盐水试验 | 尿比重 | ＞1.018 | 无反应 | 无反应 |
| 加压素试验 | 尿量 | | 减少 | 无反应 |
| | 尿比重 | | 上升 | 无反应 |

# 第七节 尿频、尿急与尿痛

## 一、定义及判定标准

1.尿频 排尿次数超过正常，每次尿量减少，24小时尿量基本正常（正常人白天平均排尿

3~5次,夜间排尿不超过0~2次,每次尿量200~400ml)。

2.尿急　一有尿意即需立即排尿,经常由于无法控制而出现尿失禁。尿急的特点是每次尿量均较正常排尿减少,甚至仅有尿意而无尿液排出。

3.尿痛　排尿时,由于病变部位受到刺激而产生的尿道、耻骨上区及会阴部不适感,主要为刺痛或灼痛。

4.尿路刺激征　尿频、尿急和尿痛同时出现称为尿路刺激征。

## 二、病因分类

1.膀胱受激惹

(1)炎症性刺激:肾盂肾炎、膀胱炎、前列腺炎、泌尿系结核、泌尿系结石合并感染及膀胱或尿道邻近部位的感染。在急性炎症和活动性泌尿系统结核时最为明显。

(2)非炎症性刺激:结石、异物、肿瘤、理化因素或药物刺激等也可引起膀胱刺激征。

2.膀胱容量减少　膀胱、尿道及其邻近器官(如前列腺、子宫、输卵管、结肠、直肠等)的肿瘤;妊娠晚期;膀胱壁炎症浸润、硬化、挛缩等所致膀胱容量减少。因此,患者尿频显著,尿急和尿痛不明显。

3.神经源性膀胱　精神紧张、恐惧、寒冷和癔症可引起尿频、尿急,但无尿痛。

## 三、诊断

(一)明确尿路刺激征的诊断

根据尿路刺激征典型的临床表现可明确诊断。

(二)尿路刺激征的病因诊断

1.除外泌尿系邻近器官疾病　肿瘤压迫、膀胱或尿道邻近部位的感染等。

2.泌尿系统疾病

(1)膀胱、尿道的炎性刺激:尿常规、尿细菌学检查可获得阳性发现。

(2)膀胱、尿道的非炎性刺激:对于尿常规、尿细菌学检查阴性者应进一步寻找尿路刺激症状产生的其他原因,病史、查体结合腹部B超、CT及尿路造影等影像学检查有助于泌尿系结石、肿瘤、异物的诊断。

# 第八节　腰痛

临床上有许多疾病(包括肾脏自身疾病及肾周疾病)都可以引起腰痛。肾实质无感觉神经分布,病损时无疼痛感。但肾被膜、输尿管和肾盂有来自胸$_{10}$至腰$_1$段的感觉神经分布,当肾盂、输尿管内张力增高或肾被膜受牵扯时,可发生腰痛。

## 一、病因分类

1.肾源性腰痛

(1)各种原因造成的肾体积迅速肿大,牵引肾包膜而引起腰痛。如急性肾小球肾炎、肾病综合征、肾静脉血栓形成、急性尿路梗阻及肾肿瘤等。

(2)肾周围炎症反应,可以刺激肾包膜引起较剧烈的疼痛,如肾周脓肿、肾梗死并发肾周围炎及肾囊肿破裂或肾周出血等。除腰痛外,还可出现患侧的腰肌紧张及明显的叩击痛。

(3)肾盂及输尿管的炎症及结石。

(4)肾梗死、腰痛－血尿综合征。

2.非肾源性腰痛 脊椎疾病、腰椎旁软组织疾病、脊神经根病变及其他内脏病变(如后位阑尾炎、腹膜后淋巴结结核或肿瘤等)均可能引起腰痛。

## 二、腰痛性质分类

1.肾绞痛 肾绞痛是一种剧烈的肾区痛,多突然发作,常向下腹、外阴及大腿内侧等部位放射,呈间歇性剧烈绞痛。疼痛发作时,伴恶心、呕吐、面色苍白、大汗淋漓,并常发生肉眼血尿或镜下血尿。常由输尿管内结石、血块或坏死组织阻塞所致。

2.肾区钝痛及胀痛 肾体积增大、肾包膜被牵引可发生肾区钝痛和胀痛所致,多为持续性,在站立过久或劳累后加重,可表现为一侧或双侧。脊柱或脊柱旁软组织疾病也可引起腰痛。

## 三、诊断

(一)判断腰痛性质

肾绞痛、肾区钝痛及胀痛。

(二)腰痛的病因诊断

1.除外非肾源性腰痛 依据病史、临床体格检查及相关辅助检查除外非肾源性腰痛。

2.明确肾源性腰痛的病因。

(三)常见肾源性腰痛的特点

1.肾或输尿管结石 结石活动时,常出现明显的绞痛,尤其是在肾绞痛后出现血尿,对诊断有重要价值。若尿中找到结石,则诊断更为明确。静止的结石通常无明显的临床表现,有时可表现为肾区的轻微胀痛。腹部 X 线片、B 超有助于诊断。

2.肾盂肾炎 急性肾盂肾炎常引起腰痛,可同时出现尿路刺激症状及发热、畏寒等全身症状,病侧肾区有叩击痛。尿中有白细胞,清洁中段尿细菌培养可有阳性结果。慢性肾盂肾炎的肾区也可有叩击痛,确诊有赖于尿细菌学检查及 X 线静脉肾盂造影的特殊征象。

3.肾周围化脓性炎症 腰痛于活动时加重,可同时伴有明显全身感染症状。病侧肾区可有明显压痛、叩击痛,脊肋角及肋腰角压痛点压痛阳性,腰椎可向患侧弯曲,患侧腰肌可出现痉挛、僵直。腹部 B 超、X 线片和 CT 检查对诊断有帮助。

4.肾梗死 患侧腰部可出现突然的剧烈疼痛,同时可出现血尿、发热、恶心、呕吐等症状,确诊需要进行肾血管的造影检查。

5.肾下垂 多见于消瘦体型者,由于直立时肾静脉受挤压引起肾淤血,可出现不同程度的腰痛,并可伴有血尿。分别在平卧位和直立位进行 B 超或摄 X 线片检查,有助于了解肾的位置和移动度以明确诊断。

6.腰痛－血尿综合征 腰痛可以为单侧或双侧,可以出现反复的镜下血尿或肉眼血尿,部分患者也可以有尿痛、发热及少量蛋白尿等。此综合征多见于年轻女性。

# 第九节　水、电解质紊乱

## 一、概述

水是构成机体的重要组成成分,在婴儿占体重的 $77\%\sim80\%$,15 岁以后体液含量与成年人基本相同,男性约占体重的 $60\%$,女性占体重的 $50\%\sim55\%$。体液包括血浆(占体重的 $4\%\sim5\%$)、细胞外液(占体重的 $15\%\sim20\%$)和细胞内液,后者占体重的 $35\%\sim40\%$。细胞外液的主要阳离子有 $Na^+$ 和 $Mg^{2+}$,主要阴离子有 $Cl^-$ 和 $HCO_3^-$。细胞内液的主要离子有 $K^+$、$Mg^{2+}$、$HPO_4^{2-}$、$SO_4^{2-}$ 和蛋白质。

正常机体每日水和各种电解质的出入相对恒定。成年人每日需水 $30\sim40ml/kg$,其中内生水约 300ml,食物供水 $700\sim1000ml$,饮水量因人而异。每日排出的尿液为 $650\sim1600ml$,不显性失水约 800ml,粪便含水 $50\sim100ml$。在各种电解质中,$Na^+$ 和 $K^+$ 是机体最主要的阳离子,其中 $Na^+$ 占血浆阳离子的 $92\%$,占血浆晶体渗透压的 $50\%$,是维持血浆晶体渗透压的主要离子。$K^+$ 是细胞内最主要的阳离子,对维持细胞的正常代谢和酸碱平衡有重要作用。人体内水和电解质平衡受多种因素的调节,只有当各种因素破坏了其调节机制或超越了其调节限度,才会导致水和电解质紊乱。

### (一)水代谢紊乱

水代谢紊乱是临床上较为常见的现象,分失水和水过多两种。体液丢失过多造成容量不足时,称为失水。水分总量过多导致细胞外液增加时,称为水过多。水过多时,由于大量水分进入细胞内导致细胞功能障碍,因而又称为水中毒。临床上,水代谢紊乱常合并钠及其他电解质紊乱。

失水在临床上根据严重程度的不同分为:①轻度失水,失水量占体重的 $2\%\sim3\%$。②中度失水,失水量占体重的 $4\%\sim6\%$。③重度失水,失水量占体重的 $7\%$ 以上。根据水、钠丢失比例的不同又分为:①低渗性失水,钠丢失多于水丢失,血浆晶体渗透压 $<280mOsm/(kg \cdot H_2O)$。②等渗性失水,水和电解质以正常比例丢失,血浆晶体渗透压在正常范围。③高渗性失水,水丢失多于钠丢失,血浆晶体渗透压 $>320mOsm/(kg \cdot H_2O)$。

水过多常由抗利尿激素分泌增多或失调、肾排水障碍、肾上腺皮质功能减退等因素引起,可见于急性肾衰竭、肝硬化和肾病综合征等疾病。

### (二)钠代谢紊乱

钠主要在小肠吸收,正常情况下,每日摄入量的 $98\%\sim99\%$ 经肾排出。腹泻、呕吐可导致钠摄入减少,过度利尿时肾排钠增加。肾排钠的调节主要在集合管和近端肾小管。其中,集合管对钠的转运、吸收主要受醛固酮和心房利钠肽的调节,近端肾小管对钠的重吸收主要受血管紧张素Ⅱ的调节。当任何原因导致水摄入过多、抗利尿激素持续过量分泌或肾不能充分稀释和排泄尿液,导致血清钠 $<135mmol/L$,即为低钠血症。相反,当饮水明显减少、抗利尿激素释放或作用障碍或大量低渗性体液从机体丢失时,导致血清钠 $>145mmol/L$,即为高钠血症。血钠浓度受体液容量的影响,其浓度的降低或升高并不表示体内总钠量一定减少或增多。

（三）钾代谢紊乱

正常人体钾含量约 50mmol/kg，主要分布于细胞内，为细胞内最主要的阳离子。细胞外液的钾占总钾量的 2%，其中血清钾占 0.3%。钾主要经小肠吸收，经肾排泄。肾对钾的排泄受多种因素的调节，如血钾浓度、容量负荷、醛固酮分泌水平、远端肾小管及集合管的尿流速度和酸碱紊乱。钾离子通过细胞膜 $Na^+-K^+-ATP$ 酶主动转运入细胞，并通过细胞膜的钾通道被动转运出细胞。当细胞内、细胞外钾的分布发生改变，或钾的摄入或排泄出现异常时，钾的平衡即被打破。其中，当血清钾<3.5mmol/L 时，称为低钾血症；当血清钾>5.5mmol/L 时，称为高钾血症。

钾代谢平衡对维持细胞的正常代谢、保持细胞内渗透压和酸碱平衡、维持细胞膜的正常应激性和心肌的正常功能，都具有非常重要的作用。因此，钾代谢紊乱时机体可出现多系统损害的表现。

（四）钙代谢紊乱

钙主要分布于骨骼和牙齿（约 99%），仅少部分分布于软组织和细胞外液。血钙的正常浓度为 2.2~2.6mmol/L，包括游离钙、蛋白结合钙和可弥散的钙复合物 3 种方式。其中，游离钙约占血浆总钙的 50%。钙主要在小肠吸收，经肾排泄，每天有 150~200mg 从尿中排出。体内钙的含量，受钙的摄入量、机体对钙的需求状态、甲状旁腺素（parathyroid hormone，PTH）、活性维生素 $D_3$ 和降钙素等多种因素的调节。血清钙>2.6mmol/L 时，为高钙血症。主要见于肿瘤、甲状旁腺功能亢进症、甲状腺功能亢进症和药物影响。血清钙<2.2mmol/L 时，为低钙血症，主要见于甲状旁腺功能减退症、维生素 D 缺乏病、营养不良和急性胰腺炎等疾病。

（五）磷代谢紊乱

磷是体内重要的电解质，在体内以无机盐和有机盐两种形式存在，大部分位于骨骼中，少部分存在于软组织和细胞间液。临床上所测的血磷是以无机磷酸盐形式存在的磷，其中约 15% 与血浆蛋白结合，因而血浆蛋白水平对血磷的浓度影响不大。成年人血清磷的正常值为 1.0~1.5mmol/L（3.0~4.5mg/dl），血清磷<1.0mmol/L 时为低磷血症，>1.6mmol/L 时为高磷血症。食物中的磷主要来自谷类、乳制品和动物蛋白，其排出主要经过肾。影响肾磷排泄的因素主要有甲状旁腺素（PTH）、$1,25-(OH)_2D_3$、降钙素、糖皮质激素、生长激素和利尿药。磷是细胞合成腺苷三磷酸（ATP）的来源，有着极为重要的生理功能。

（六）镁代谢紊乱

镁是细胞内液的第二主要阳离子，50%~60% 的镁存在于骨骼中，40%~60% 的镁存在于软组织中，细胞外液中的镁离子仅占体内总量的 1% 左右。正常血清镁离子浓度为 0.75~1.25mmol/L（1.8~3.0mg/dl）。血清镁<0.75mmol/L 时，为低镁血症血清镁>1.25mmol/L 时，为高镁血症。20%~30% 的镁离子与蛋白结合。镁参与机体多方面的功能，也是构成许多组织结构的重要成分，许多与代谢有关的酶由镁激活。饮食中的镁，主要来源于谷类、绿色蔬菜、硬壳果类、水果、牛奶及肉类等。

## 二、脱水

（一）分类

1.高渗性脱水

（1）轻度脱水即出现口渴、多饮、尿量减少、尿比重增高，但在中枢性尿崩症或肾性尿崩症时,尿量可不减少。

(2)中度脱水即由于血容量不足刺激醛固酮分泌增加,导致钠潴留,血浆渗透压进一步升高。患者出现严重口渴、咽下困难、声嘶、汗少、皮肤弹性下降、黏膜干燥、乏力、头晕及烦躁等情况。当有效循环血量不足加重时,出现心率加快。

(3)重度脱水即由于细胞内水分丢失严重,神经元裂解,出现明显神经系统症状,如躁狂、谵妄、定向力失常、幻觉和晕厥等。也可出现脱水热,在失水量超过15%时,可发生高渗性昏迷、低血容量性休克、尿闭及急性肾衰竭。

2. 等渗性脱水    患者渗透压水平基本正常,但因有效循环血量不足可出现少尿、口渴、疲乏、无力,严重者血压下降。

3. 低渗性脱水    由于血浆渗透压降低导致水向细胞内转移,可出现不同程度的细胞水肿,患者早期即可出现有效循环血量减少。轻者有尿少、疲乏、头晕,口渴不明显。重者可出现恶心、呕吐、肌肉痉挛、手足麻木、静脉下陷、血压和体温降低,甚至休克和昏迷。

(二)诊断

诊断主要依据病史和临床表现,患者一般有摄入不足、呕吐、腹泻、多尿、高热和大量出汗等病史,如临床合并口渴、尿少、皮肤黏膜干燥、血压下降等,则临床基本可以诊断。进一步完善尿比重、血红蛋白、平均血细胞比容、血钠及渗透压检查,可帮助确诊是何种类型的脱水。

(三)治疗

积极治疗原发病,监测每日出入水量及电解质变化,避免不适当的饮食和干预措施。根据脱水的具体类型、程度和机体状态,决定补液的种类、途径和速度。一般轻度脱水尽量口服或鼻饲补充,中度和重度脱水时可选择静脉补液。补液时宜先快后慢,并参考患者年龄、病情和心、肺、肾的功能进行。

1. 补液量计算    可根据体重每下降 1kg 失水约 1000ml 进行计算,也可参考公式计算。

(1)丢失量=正常体液总量-现有体液总量。正常体液总量=原体重×0.6。现有体液总量=142(mmol/L)/实测血清钠(mmol/L)×正常体液总量。

(2)丢失量(kg)=(实测血清钠-142)×现体重×0.6÷142。

(3)丢失量(ml)=现体重(kg)×K×(实测血清钠-142)。K系数男为4,女为3。

2. 补液种类

(1)高渗性脱水:以补水为主,可给予 5%葡萄糖溶液、5%葡萄糖氯化钠溶液或 0.9%氯化钠溶液,并适当补钾及碱性溶液。

(2)等渗性脱水:以补充 0.9%氯化钠溶液为主,也可给予 0.9%氯化钠溶液 1000ml+5%葡萄糖溶液 500ml+5%碳酸氢钠溶液 100ml,后者更接近生理需要。

(3)低渗性脱水:以补高渗液为主,可将上述"等渗性脱水"配方中 5%葡萄糖溶液 500ml换成 10%葡萄糖溶液 250ml,也可参考以下公式计算补钠量:①补钠量=(125-实测血清钠)×0.6×体重(kg)。②补钠量=(142-实测血清钠)×0.2×体重(kg)。

3. 补液速度    严重脱水时,可于开始治疗的最初 4~8 小时补充液体总量的 1/3~1/2,其余失水量可在 24~28 小时补充。补液速度还应参照患者的年龄、心肾功能和具体病情,必要时可同时监测中心静脉压。

## 三、水过多

急性起病时,可出现头痛、精神失常、定向力障碍、共济失调、癫痫样发作、嗜睡、躁动和昏迷。引起颅内压升高时,可出现头痛、呕吐、血压升高;慢性起病时,可仅有体重增加,也可伴疲倦、水肿、淡漠、食欲减退;病情持续加重时,可出现头痛、嗜睡、精神错乱、谵妄及昏迷。

（一）诊断

依据相应病因和临床表现,实验室检查显示有血浆渗透压、血钠、血浆蛋白、血红蛋白、血细胞比容、平均红细胞血红蛋白浓度等降低,一般即可诊断。但需同时判断水过多的程度、起病的缓急、病因,以及患者的心、肺、肾功能等其他情况。

（二）治疗

1.积极治疗原发病　改善心、肾和肝功能,有明显抗利尿激素分泌过多者给予地美环素或碳酸锂治疗。

2.控制水的摄入　记录 24 小时出、入水量,使入水量少于尿量。必要时给予利尿,以呋塞米（速尿）等襻利尿病为首选。

3.保护重要器官功能　保护心、脑功能,容量负荷过重者,给予呋塞米改善心脏功能。合并脑水肿者,配合高渗糖和甘露醇等降低颅压。病情危急时,可考虑血液超滤治疗。

4.其他　纠正酸中毒和其他电解质紊乱。

## 四、低钠血症

低钠血症包括两个方面:一是由基础疾病所引起的症状、体征;二是由低血钠所引起的症状和体征。

（一）分类

低钠血症依其类型的不同其临床表现也各异。

1.低容量性低钠血症　即低渗性脱水。在血钠浓度每小时下降＞1mmol/L 至血钠＜120mmol/L 时,易出现严重症状,可因脑疝而死亡。

2.高容量性低钠血症　即水过多。急性起病时,可出现明显的神经精神症状。慢性进展时,常被原发病症状所掩盖。由于细胞外液容量增加,易出现皮下组织肿胀和心力衰竭表现。

3.其他类型的低钠血症　转移性低钠血症比较少见,因多合并低钾血症可出现相应的临床表现。特发性低钠血症多见于恶性肿瘤、晚期肝硬化、营养不良、年老体衰等慢性疾病晚期,低钠血症的表现也常被掩盖。

（二）诊断

可依据病史、临床表现及实验室检查结果进行诊断。首先确定患者是否真有低钠血症,可测定血浆渗透压。如渗透压正常时,则可能为严重高脂血症或少见的异常高蛋白血症所致的假性低钠血症,渗透压增高则为高渗性低钠血症。其次,还要判断患者血容量的变化,可参照患者病史、血压、尿量、血尿素氮、肌酐、尿钠和尿钾等浓度做出判断。

（三）治疗

低钠血症的治疗原则为病因治疗及依据低钠血症发生的速度及细胞外液容量进行治疗。

急性低钠血症（病程＜48 小时）时应立即治疗,治疗开始时应每小时提高血钠 1～2mmol/L 直至症状改善。一般血钠提升 6～8mmol/L 后应放慢补钠速度。不能排出稀释尿者可给予高张生理盐水(3%NaCl),可同时给予呋塞米排出更多的水,以更快地纠正低钠血症。慢性低钠血症(病程>48小时或不明确)时纠正速度应慢,以免发生渗透性脱髓鞘综合征。血钠升高的速度应<1mmol/L(L·h),第1天血钠提升一般不超过12mmol/L,之后每天血钠提升不超过6mmol/L。

低容量性低钠血症可给予等张盐水以扩张细胞外液,抑制精氨酸血管加压素(arginine-vaspressin,AVP)释放,使水排出增多。加之钠的补充,可使血钠上升。病情较急时可给予高张生理盐水治疗。高容量性低钠血症应给予襻利尿药以排出低张尿,并注意口服液体的限制(<1000ml/d),不应再给予盐水。

肾上腺皮质功能不全者,应补充激素。抗利尿激素异常分泌综合征患者应限制水分摄入,病情严重时可给予呋塞米(40mg/d)并联合高盐(200mmol/d)摄入。有条件时,可应用AVP拮抗药地美环素治疗。以上治疗过程中均应监测血、尿电解质以免纠正过度。治疗过程中如水排出过多或致渗透性脱髓鞘综合征,可给予合成的AVP拟似药Deamino-D-AVP治疗。

### 五、高钠血症

高钠血症时由于细胞内水分逸出至细胞外,导致细胞内呈高张状态,出现脑细胞脱水、脑血管损伤。患者可出现抽搐、昏迷、过度通气、高热和腱反射亢进等。血钠急性升高>170mmol/L时可导致死亡。高钠血症单纯由水丢失或低张液丢失引起时,即为高渗性失水,在临床上也最常见。当体液丢失小于体重的6%时,有效循环血量的减少可不明显;大于6%时,细胞外液明显减少,可出现低血压、血液浓缩、血管栓塞,甚至急性肾衰竭。

(一)诊断

依据病史、临床表现及实验室检查结果进行诊断,并同时判断患者是否有细胞外液的容量变化,细胞外液容量减少者一般由脱水引起,容量增加者说明钠负荷过量。

(二)治疗

积极治疗原发病,消除引起钠代谢紊乱的病因和诱因。严密控制水和钠的摄入,监测血电解质及渗透压等指标变化,可参照高渗性失水,给予5%葡萄糖或鼓励饮水并配合排钠性利尿药进行治疗。

### 六、低钾血症

(一)分类

1.轻度低钾血症 血钾浓度在3.0~3.5mmol/L,患者常无症也可感轻度疲倦和乏力。

2.中度低钾血症 血钾浓度在2.5~3.0mmol/L,患者常有腹胀、恶心、便秘、肌无力、肌张力降低、麻木和腱反射减弱,也可出现反应迟钝和定向障碍。由于该期肾浓缩功能下降,患者可出现多尿、烦渴、尿比重下降。心电图可出现T波低平、ST段下降,出现U波、多源性室性期前收缩和室性心动过速。

3.重度低钾血症 血钾浓度<2.5mmol/L时,患者可出现麻痹性肠梗阻、低氯性碱中毒,呼吸肌麻痹时可出现呼吸困难。肾小管细胞变性、坏死时可导致低钾性肾病,出现水肿、蛋白尿和管型尿。心电图可出现心室扑动或心室颤动。

(二)诊断

有导致血钾过量丢失、血钾从细胞外转运入细胞内、肾排钾增多等基础疾病和病史,结合患者的临床表现、心电图改变及血钾浓度,即可做出判断。

(三)治疗

积极治疗原发病,严格控制饮食和补液中钾的摄入量,纠正血钾及其他电解质和酸碱紊乱,保护重要器官的功能,防治并发症。对缺钾性低钾血症,应及时补钾。其中轻、中度低钾血症者,宜多进食含钾丰富的食物。

如不能纠正低钾血症,宜口服钾制剂,以氯化钾溶液或其缓释剂为首选。在伴有低氯性碱中毒者,尤其适用。每日可口服补钾 40~120mmol(100mmol 相当于氯化钾 8.0g)。但对于由肾小管酸中毒所致低钾血症者,不宜给予氯化钾,可补充 10％枸橼酸钾溶液。重度低钾血症或不能口服补钾者需静脉补钾,一般以 10％氯化钾 20~30ml 加入葡萄糖溶液 1000ml(钾浓度为 25~37.5mmol/L)缓慢静脉滴注,速度为 20~40mmol/L。每日补钾量一般在 40~80mmol,最多不超过 140mmol。

补钾时应注意以下事项:①患者的肾功能状态,每日尿量＞700ml 时才比较安全。②钾进入细胞较慢,一般需补钾 4~6 天才能纠正细胞内缺钾。③难治性低钾血症时应注意是否并存碱中毒及低镁血症,需同时予以纠正。④低血钾并存低血钙时,补钾后可出现手足搐搦,应同时补充钙剂。

## 七、高钾血症

(一)临床表现

1. 心血管系统　因高血钾对心肌的抑制作用,可出现心率减慢,心音减弱或心律失常。如室性期前收缩、房室传导阻滞、心室颤动甚至心搏骤停。心电图出现 T 波高尖,P 波扁平或消失,PR 间期延长,QRS 波增宽,S 波深大。

2. 神经肌肉症状　血钾浓度升高,尤其是病情急性进展时可致神经肌肉兴奋性减弱,出现肢体麻木、四肢乏力、动作迟缓、腱反射消失甚至弛缓性瘫痪。

(二)诊断

根据有大量摄钾、血钾从细胞内转运至细胞外或肾排钾减少等基础疾病和病史,结合临床和心电图表现及血清钾升高,可诊断为高钾血症。高钾血症的诊断要特别重视原发疾病的诊断,并注意排除由标本溶血所导致的假性高钾血症,明白血钾水平与体内总钾含量并不完全平行。

(三)治疗

1. 减轻高血钾对心肌的毒性

(1)钙剂:可对抗高血钾对心肌的毒性。常用 10％葡萄糖酸钙 10~20ml 加入等量高渗葡萄糖溶液,缓慢静脉注射,时间不少于 5 分钟。氯化钙含钙量为葡萄糖酸钙的 4 倍,合并严重低钙血症时可考虑使用。钙剂注射后 1~3 分钟起效,疗效可持续 30~60 分钟。注射 5 分钟后,如心律失常无改善或虽有效但很快又再发,可再次注射。

(2)乳酸钠或碳酸氢钠:可促进钾离子进入细胞内,拮抗钾对心脏的抑制,增加尿钾排出,并兼有扩容和稀释作用。

(3)葡萄糖和胰岛素:联合应用葡萄糖和胰岛素(4g 葡萄糖:1U 普通胰岛素)可促进钾向细胞内转移。

(4)高渗盐水和 $\beta_2$-受体激动药:前者作用与乳酸钠相似,后者可促进钾向细胞内转移。

2.促进钾的排泄 可给予利尿、补钠以促进肾排钾。也可口服阳离子交换树脂,促进钾从肠道排出。当以上两种方法效果不佳且高血钾非常严重(>6.5mmol/L)或伴有严重肾功能损害时,可进行血液透析治疗。

3.减少钾的来源 除控制饮食和补液中钾的摄入外,还应注意清除体内积血及坏死组织,避免使用库存血,积极控制感染,减少细胞分解。

## 八、低钙血症

低钙血症的临床表现与其发生的速度、程度和持续时间有关。轻度低钙血症时,可仅有口唇及四肢末端麻木、刺痛,也可出现 Chvostek 征和 Trousseau 征阳性。病情严重时,可出现肌肉痉挛、手足搐搦。因全身骨骼肌及平滑肌痉挛,可出现喉部喘鸣、腹痛甚至癫痫样发作,也可出现焦虑、易激惹、抑郁、幻觉等精神症状。长期低血钙时,可致白内障和皮肤改变,心电图可见 QT 间期延长。

继发于甲状腺功能减退症、镁缺乏或急性胰腺炎时,血 PTH 可正常或下降,甚至不能测到。继发于假性甲状旁腺功能减退症、维生素 D 缺乏病和慢性肾衰竭时,血 PTH 可升高。血磷升高见于甲状旁腺功能减退症和慢性肾衰竭,血磷降低见于维生素 D 缺乏病。

(一)诊断

根据病史、家庭史、用药史和体格检查,参考血钙浓度、校正钙浓度及必要的辅助检查结果即可确定诊断,同时尽可能明确病因以协助治疗。

(二)治疗

出现抽搐者,应给予 10% 葡萄糖酸钙 10～20ml 静脉注射,速度不宜超过 2ml/min。氯化钙因易漏出血管外而较少采用。如以上治疗效果不佳,应注意有无低镁血症并进行相应处理。对长期低钙血症的患者可给予钙剂及维生素 D 联合治疗,治疗过程中应监测血钙及肾功能。

## 九、高钙血症

(一)临床表现

高钙血症的临床表现与病因、高钙血症发生的程度和速度有较大关系。

1.神经肌肉系统 因神经肌肉兴奋性减退,可出现疲乏不适、易倦、嗜睡、肌张力降低、腱反射减弱、肌痛和关节痛症状。

2.消化系统 可出现厌食、烦渴、恶心、呕吐、腹胀、腹痛、便秘,可发生难治性溃疡和急性胰腺炎。

3.泌尿系统 可出现多尿、肾钙质沉积、尿路结石、间质性肾炎、急性或慢性肾衰竭。

4.心血管系统 可出现高血压、心动过缓、心电图 QT 间期缩短,严重者 T 波增宽。

5.实验室检查 常合并高氯血症、低磷血症,血氯/血磷升高,尿磷升高,尿钙升高,尿 cAMP 升高。PTH 可正常、升高或下降。

(二)诊断

钙的紊乱依据血钙水平即可做出诊断,临床上常需根据血清清蛋白水平计算校正的钙浓度:校正的钙浓度(mg/dl)=总钙浓度(mg/dl)-0.8×[0.4-血清清蛋白浓度(g/dl)]。

要重视病因诊断,根据病史、家庭史、用药史和体格检查常可确定病因,必要时可参考辅助检查,检测血 PTH、血磷等协助诊断。

(三)治疗

积极治疗原发病,由甲状旁腺腺瘤引起者,可手术切除腺瘤。维生素 D 应用过量时,停用维生素 D。有恶心、呕吐、多尿时,应给予补液,以免细胞外液容量减少。当血钙明显升高(>3mmol/L)时,可采用以下降钙措施。

1. 促进尿钙排出 加强利尿并输注等渗盐水,每天补充生理盐水 4~8L,静脉注射呋塞米 40~80mg,每 2~4 小时 1 次。如尿量保持在 5~10L/d,尿钙排泄可达 1~2g,血钙浓度可降低 0.5~1.0mmol。治疗过程中应监测血流动力学变化,防止细胞外液过多和心力衰竭发生。

2. 促进骨的钙化 可口服中性磷酸盐溶液 20~60ml,每天 3 次,静脉滴注时易致异位性钙化。

3. 抑制骨质吸收 降钙素可减慢骨质吸收的速度而降低血浓度,普卡霉素可抑制骨的合成,阻碍骨的吸收。

4. 糖皮质激素 可减少肠道钙吸收,抑制骨质重吸收。由肉芽肿性疾病或维生素 D 中毒所致者,给予泼尼松 10mg/d,数日即可有效。由恶性肿瘤所致的高钙血症,可给予强的松 40~100mg/d,5~10 天后见效。糖皮质激素对 PTH 介导的高钙血症无效。

5. 其他 二磷酸盐可抑制破骨细胞对骨的吸收,对肿瘤性高钙血症有效。在肾衰竭或心力衰竭患者,如其他治疗措施无效,可考虑透析治疗。

### 十、低磷血症

低磷血症的症状主要与细胞内 ATP 减少和红细胞内 2,3-二磷酸甘油含量下降有关。轻、中度低磷血症时临床上常无明显症状和体征。当血清磷<0.3mmol/L 时,可出现多器官功能紊乱的表现,如烦躁、疲乏、焦虑、脑神经麻痹、肌无力、骨痛、骨软化症和佝偻病。由于心肌收缩力下降可致心排血量减少甚至心力衰竭。

(一)诊断

由于很多患者缺乏明显的症状、体征,或为原发病及伴随的其他电解质紊乱所掩盖,磷代谢紊乱主要根据病史和实验室检查做出诊断。诊断过程中,尤其应重视原发病和并发症的诊断,并判断为何种类型。

(二)治疗

先应明确病因并给予积极纠正,轻、中度低磷血症患者常不需补充磷,严重低磷血症者应予以补充磷。可口服牛奶或磷制剂,病情严重或不能口服者可静脉补充,磷制剂不能肌内注射。目前,常用的磷制剂有磷酸钠、磷酸钾、中性磷酸钠和中性磷酸钾,一般 1~2g/d,分 3~4 次口服。静脉注射时可用磷酸钠溶液,一般每次 2.0~7.5mg/kg,必要时每 6~8 小时 1 次。治疗中应监测血磷、血钙,以免发生高磷血症、低钙血症及软组织钙化。肾衰竭者应调整剂量。

### 十一、高磷血症

高磷血症时症状常不明显,因常伴发低血钙可表现相应的症状和体征。

(一)诊断

因本身常无明显的症状、体征,其诊断主要依据血磷测定。

(二)治疗

1.病因治疗  由甲状旁腺功能亢进引起者可应用[$1,25-(OH)_2D_3$]治疗;维生素 D 过量所致者,应停用维生素 D,并给予糖皮质激素治疗。

2.减少磷的摄入  避免食用含磷丰富的食物,如牛奶、鸡蛋、动物内脏、沙丁鱼、干果等,可使每日磷摄入量减少至 600mg 左右。

3.应用磷结合剂  减少磷在肠道的吸收。目前常用药物有氢氧化铝凝液、碳酸钙和醋酸钙。前者宜短期应用,久用可致铝中毒。后两者用量较大,久用时应监测血钙和钙磷乘积,预防高血钙及转移性钙化。不含铝和钙的磷结合剂,如碳酸镁等。

4.透析治疗  尿毒症患者的高磷血症可通过加强透析增加磷的清除。但由于磷的分布主要在细胞和组织内,因而单次透析所能清除的磷非常有限,需要延长每次透析的时间和频次。国外报道每日夜间透析 6~8 小时对磷的清除效果非常好。

## 十二、低镁血症

镁缺乏可致神经肌肉和心肌的兴奋性增强,患者可出现肌肉震颤、自发性手足痉挛、手足徐动症、共济失调、眩晕、肌无力、肌萎缩、Chvostek 征和 Trouseau 征阳性,严重者可出现癫痫大发作。在心血管系统可表现为心律失常,常为房性或室性期前收缩,严重时可发生室性心动过速。心电图有非特异性 T 波改变,PR 间期和 QT 间期延长,可出现 U 波。低镁血症常伴有低钾血症。此外,低镁可致骨和小肠对 PTH 和维生素 D 的反应性降低,易合并低血钙。

(一)诊断

血清镁并不完全反映体内镁的含量。肾衰竭时,尽管细胞内缺少镁,但血清镁仍可能升高。因而低镁血症的诊断,应参考病史、临床表现和实验室检查结果进行判断。测定红细胞和肌肉组织中镁的含量可协助诊断,但操作困难且并不准确。

(二)治疗

积极寻找病因,进行病因治疗。轻度低镁血症者,可暂不补镁。如出现相关症状,口服镁制剂。常用者如氧化镁、氢氧化镁和硫酸镁。对胃肠道吸收有障碍者,可给予硫酸镁肌内注射,每次 8mmol 每天 3 次。也可用 25%硫酸镁 5~100ml 加入 5%葡萄糖溶液中缓慢静脉滴注。因摄入镁剂的 50%可经尿排出,故镁的补充量应为体内缺失量的 2 倍。持续静脉补镁可24mmol/d,至血清镁恢复正常后,可再补充 1~2 天。

## 十三、高镁血症

一般情况下,如血清镁不超过 2mmol/L,临床症状常不明显。血清镁升至 3mmol/L 时,患者可出现镁中毒症状。高镁血症由于抑制了神经肌肉系统对兴奋的传递,患者可出现嗜睡、肌力减弱、腱反射减弱、肌肉弛缓性麻痹、呼吸麻痹,甚至昏迷。心血管系统受抑制时,可出现心动过缓、传导阻滞,严重时可导致心搏停止。心电图可见非特异性 PR 间期延长,T 波高尖,QRS 波增宽。血管平滑肌和血管运动中枢受抑制可出现血管扩张和血压下降,内脏平滑肌受抑制时可出现便秘和尿潴留。

（一）诊断

与低镁血症相似,高镁血症的诊断需参考病史、临床表现和实验室检查进行综合判断。有条件时,可测定红细胞和肌肉组织中镁的含量以协助诊断。

（二）治疗

在积极治疗病因的基础上可兼顾以下几个方面:①停用含镁药物。②纠正失水。③静脉注射 10％葡萄糖酸钙 10～20ml,以拮抗心肌毒性。④肾功能良好者,可静脉滴注生理盐水或注射呋塞米以促进镁的排泄。⑤严重高镁血症尤其是合并肾衰竭者,可给予透析治疗。

# 第十节　酸碱平衡失调

机体酸性物质和碱性物质的来源包括食物和代谢生成,以后者为主。糖、脂肪完全氧化时生成二氧化碳$(CO_2)$,称为挥发酸,经肺排出体外。其余酸性代谢产物均为非挥发酸,经肾排泄。排挥发酸主要来自蛋白质和氨基酸分解产生的硫酸、磷酸和尿酸,糖和脂肪的不完全氧化生成酮酸和乳酸,后两者可被氧化生成一氧化碳(CO),每天非挥发酸产生量约为 1mmol $H^+$/kg。代谢产生少量碱。机体通过体液缓冲系统、肺和肾排泄来调节体液酸碱平衡。其中,肺起作用最快,仅需 10～30 分钟;缓冲系统起作用需 2～4 小时;肾起作用在数小时之后,但调节作用最强。缓冲系统的作用是暂时的,不伴有酸的排出,其功能的维持有赖于肺和肾的调节作用。

正常动脉血 pH 为 7.35～7.45,动脉血二氧化碳分压$(PaCO_2)$为 35～45mmHg,$HCO_3^-$为 22～26mmol/L。pH＜7.35 为酸中毒,pH＞7.45 为碱中毒。$HCO_3^-$ 代表代谢性因素,由 $HCO_3^-$ 变化作为起始因素引起的酸碱失衡是代谢性的,血 $HCO_3^-$ 下降引起 pH 下降称为代谢性酸中毒;反之,称为代谢性碱中毒。$PaCO_2$ 代表呼吸性因素,由 $PaCO_2$ 变化作为起始因素引起的酸碱失衡属呼吸性的。$PaCO_2$ 升高引起 pH 下降称呼吸性酸中毒;反之称为呼吸性碱中毒。

正常时,血浆中带阴电荷物质浓度之和与带阳电荷物质浓度之和相等。阴离子间隙(anion gap,AG)指血清中主要阳离子 $Na^+$ 与主要阴离子 $Cl^-$、$HCO_3^-$ 浓度之和的差值,表示未测定的带阴电荷物质的浓度之和。主要是无机酸如磷酸、硫酸,有机酸如乙酰乙酸、乳酸、丙酮和清蛋白等。其中,清蛋白占 1/2。$AC=Na^+-Cl^-+HCO_3^-$,正常值为 10～12mmol/L。

## 一、代谢性酸中毒

代谢性酸中毒(metabolic acidosis)指原发性 $HCO_3^-$ 减少而导致动脉血 pH＜7.35,$PaCO_2$ 代偿性下降。

（一）病因

代谢性酸中毒可简单地分为 AG 正常和 AG 升高两大类。

1. AG 正常的代谢性酸中毒　AG 正常的代谢性酸中毒见于任何原因引起的酸性物质摄入过多,$HCO_3^-$ 重吸收或再生成减少,导致净丢失增多。

（1）肾性病因

①$HCO_3^-$ 重吸收减少:Ⅱ型肾小管酸中毒和 Fanconi 综合征;血容量过多,使肾小管重吸收 $Na^+$ 和分泌 $H^+$ 减少,称为稀释性酸中毒,程度常较轻;应用碳酸酐酶抑制药;原发性甲状

旁腺功能亢进时,甲状旁腺激素可抑制近端肾小管重吸收 $HCO_3^-$。

②$HCO_3^-$ 再生成减少：Ⅰ型肾小管性酸中毒；醛固酮减少症及肾小管对醛固酮不敏感；Ⅳ型肾小管酸中毒；应用保钾利尿药、血管紧张素转化酶抑制药等,伴高钾血症。

(2)胃肠道丢失 $HCO_3^-$ 增多：严重腹泻、肠瘘、肠道减压、胆瘘或胆汁引流、胰瘘或胰液引流、输尿管乙状结肠吻合术使肠液丢失,均可引起 $HCO_3^-$ 大量丢失。

(3)酸性物质摄入过多：如摄入过多的氯化铵、盐酸精氨酸等。静脉营养液中精氨酸、赖氨酸、组氨酸等降解产生 $H^+$。口服氯化钙时,肠道中 $Ca^{2+}$ 与 $HCO_3^-$ 结合而阻止 $HCO_3^-$ 的重吸收,从而引起酸中毒。在单纯代谢性酸中毒时,细胞外液 $HCO_3^-$ 下降的同时,相应量的 $Cl^-$ 转移至细胞外液,以维持电荷平衡。故 AG 正常的代谢性酸中毒伴有高氯血症,又称为高氯性代谢性酸中毒。

2. AG 升高的代谢性酸中毒

(1)肾排泄酸性物质减少：急、慢性肾衰竭时,肾排出的硫酸、磷酸等减少,多表现为高血氯性代谢性酸中毒,主要是 $HCO_3^-$ 重吸收和 $NH_4^+$ 排泄减少所致。严重肾衰竭时,由于可滴定酸排泄显著减少,引起 AG 升高,但 AG 一般不超过 $22\sim24mmol/L$,否则应考虑其他复杂因素。

(2)内源性有机酸生成过多：见于葡萄糖和脂肪的不完全氧化,使乳酸、酮酸等生成增多。①乳酸性酸中毒：A 型系细胞缺氧所致,如休克、败血症、严重缺氧、重度贫血、CO 中毒等；B 型不伴细胞缺氧,药物和毒物引起细胞利用氧障碍,如苯乙双胍治疗、氰化物中毒、白血病和糖尿病,极度虚弱患者,严重肝病和肿瘤患者,6-磷酸葡萄糖酶缺乏。以上均为 L-乳酸积聚所致。D-乳酸性酸中毒见于短肠综合征和肠梗阻等,D-乳酸系细菌分解糖产生。②酮症酸中毒：见于糖尿病、严重饥饿、酒精性酮症酸中毒。

(3)外源性有机酸摄入过多：水杨酸、乙醇、甲醇、乙烯乙二醇等。水杨酸本身即为一种较强的酸,同时可兴奋呼吸中枢,引起呼吸性碱中毒,故水杨酸引起的酸碱失衡为混合性。

(二)临床表现

包括原发病表现、呼吸的代偿性反应和代谢性酸中毒本身对机体主要是呼吸系统、心血管系统和神经系统的影响。呼吸系统表现最重要的是呼吸加深加快,称为 Kussmaul 呼吸,见于急性代谢性酸中毒。但在极其严重的代谢性酸中毒或合并缺钾时,由于呼吸肌收缩力下降,呼吸减弱。对神经系统的影响主要为抑制作用,严重时出现头痛、嗜睡甚至昏迷。pH 下降时心肌对儿茶酚胺的反应性降低,但由于同时肾上腺素分泌增多,仅在 pH<7.2 时才出现心肌抑制；动脉扩张而静脉收缩,表现为心搏出量和血压下降。由于静脉收缩,中心静脉尤其是肺静脉顺应性下降,容量负荷增加容易引起肺水肿。可出现各种心律失常,尤其是室性心律失常,主要与高钾血症有关。血钙尤其是游离钙升高。

慢性患者常表现为头晕、乏力、不适、恶心、呕吐,偶有腹痛。

(三)诊断

根据血 pH、$HCO_3^-$、$PaCO_2$ 和 AG,结合病史和原发病表现,代谢性酸中毒的诊断和鉴别诊断可分为 4 个步骤。①肯定代谢性酸中毒的存在,pH 下降而 $HCO_3^-$ 也相应下降。②呼吸代偿是否完全,如 $PaCO_2$ 未下降至预计值,表明同时存在呼吸性酸碱失衡。③检测 AG,确定为 AG 正常抑或 AG 升高的代谢性酸中毒。④如 AG 升高,需做进一步鉴别。血清 $Cl^-$ 和 $K^+$ 测定对诊断有重要帮助,尤其是不能测定 AG 时,血 $Cl^-$ 和 $K^+$ 升高常提示为 AG 正常的代谢性酸中毒。酒精性酮症酸中毒时主要是β-羟丁酸明显增高,而酮体试验测定的是乙酰乙酸,故酮体试验可为阴性。乙烯乙二醇中毒时尿中常有草酸盐结晶,有助于诊断。

(四)治疗

包括危及生命情况的紧急处理、原发病的治疗、纠正酸中毒和钾代谢紊乱。

1.危及生命情况的紧急处理 如有机酸中毒等的特殊治疗。严重呼吸系统、循环系统和中枢神经系统抑制时的呼吸和循环支持,严重心律失常的紧急处理。

2.纠正酸中毒 纠正酸中毒,应考虑到原发病、酸中毒起病缓急和严重程度等。AG 正常或轻度升高时,酸中毒主要因 $HCO_3^-$ 净丢失所致,故需要补碱。AG 明显升高时,若属乳酸和酮体等积累所致,因可代谢成 $HCO_3^-$,且补碱可引起一系列不良反应,故仅 pH<7.2 时才给予补碱;若属其他不能转化为 $HCO_3^-$ 的酸性物质累积所致,仍需要补碱。

(1)$HCO_3^-$ 缺失量计算:下列公式可简单估算 $HCO_3^-$ 缺失量。$HCO_3^-$ 缺失量(mmol)=(24-实际血浆 $HCO_3^-$ 浓度)×0.6×体重(kg)。其中 0.6 为体液占体重的比例。临床治疗时,应结合 $HCO_3^-$ 的继续丢失量来调整。

(2)碱性药物的种类和选择原则 临床应用的碱性药物包括碳酸氢钠、乳酸钠、三羟甲基氨基甲烷(THAM)、枸橼酸和枸橼酸钠(钾)。碳酸氢钠最常用,能直接补充 $HCO_3^-$,故起效快。5%碳酸氢钠溶液为高渗,1.25%者为等渗。如患者无体液过多,且碳酸氢钠需求量大者,应给予等渗溶液,以避免造成高渗和高钠血症。乳酸钠、枸橼酸及其盐需经肝代谢生成 $HCO_3^-$,肝功能损害时禁用;而乳酸钠在乳酸酸中毒者禁用。

(3)碱性药物的补充:①AG 正常或 AG 升高但非有机酸增多引起者:慢性患者 pH>7.2 时,可给予口服碳酸氢钠 1.0~3.0g/d,分 3 次服用。急、慢性患者 pH<7.2 时,首选静脉输注碳酸氢钠。剂量根据计算所得 $HCO_3^-$ 缺乏量并考虑到继续丢失量,12~24 小时输注,使血浆 $HCO_3^-$ 提高至 16mmol/L 以上。$HCO_3^-$ 每升高 1mmol/L 需 0.6mmol $HCO_3^-$/kg,约需 5%碳酸氢钠(含 $HCO_3^-$ 600mmol/L)1ml/kg。②有机酸增多引起的高 AG 代谢性酸中毒:因原发病不同而采取不同方法。乳酸性酸中毒时,关键是治疗原发病、改善组织血液灌注和氧供。饥饿性酮症酸中毒和酒精中毒性酮症酸中毒的治疗主要是补充生理盐水和葡萄糖。因碳酸氢钠可增加乳酸生成、高渗引起细胞脱水、容量过多等不良反应,故仅在 pH 极度降低(<7.2)可直接引起生命危险时、糖尿病酮症酸中毒足量胰岛素治疗后仍存在严重高钾血症或酸中毒加重时应用。由水杨酸、甲醇、乙烯乙二醇等中毒引起者,除补充碳酸氢钠纠正酸中毒外,严重者应进行血液透析以清除这些药物。

(4)血液透析:当以上措施仍不能有效纠正酸中毒或肾功能减退、尿量明显减少不能耐受较大量补液时,可考虑血液透析。

3.纠正和预防钾代谢紊乱 代谢性酸中毒时,高钾血症和低钾血症均十分常见,与原发病及治疗有关,严重时可引起危及生命的心律失常和呼吸肌麻痹,应注意密切随访及时纠正。有些情况如酮症酸中毒时,尽管体内 $K^+$ 含量下降,但由于 $K^+$ 释出增多,仍可表现为高钾血症,此时在纠正酸中毒前和过程中如未及时补钾,可引起严重低钾血症。

## 二、代谢性碱中毒

代谢性碱中毒(metabolic alkalosis)指血浆 $HCO_3^-$ 浓度原发性增多引起动脉血 pH>7.45,PaCO₂ 代偿性升高。

（一）病因

可见于各种原因引起的非挥发酸丢失过多、补碱过多、肾 $HCO_3^-$ 重吸收或再生成增多，导致净 $HCO_3^-$ 获得过多。

1. 外源性 $HCO_3^-$ 负荷增加　补充碱过量，肾功能正常时，肾排泄 $HCO_3^-$ 的能力强大。短时间内补充大量碱剂，仅引起一过性代谢性碱中毒。而长期补充碱剂，则引起轻度代谢性碱中毒。肾功能减退时，补充大量的碱剂可引起明显的代谢性碱中毒。如口服或静脉补碱，静脉高营养中含醋酸盐、大量输血（含枸橼酸盐）、应用抗酸药物治疗溃疡病尤其是与阳离子交换树脂合用。②牛奶－碱中毒综合征。长期大量饮用牛奶可引起高钙血症和维生素 D 中毒，使肾 $HCO_3^-$ 重吸收增多，肾钙化和功能减退。

2. 肾重吸收和（或）再生成 $HCO_3^-$ 增多　见于容量不足、$Cl^-$ 缺乏、$K^+$ 缺乏、肾小球滤过率显著下降、醛固酮增多。

（二）分类

临床上常根据患者有效血容量状态将代谢性碱中毒分为两类，有助于鉴别诊断和治疗。

1. 伴有效血容量不足的代谢性碱中毒　血压正常，伴 $K^+$ 缺乏和继发性高肾素－高醛固酮血症。

（1）胃肠道疾病：呕吐、胃液引流、胃瘘、肠绒毛腺瘤和先天性氯腹泻症引起 $Cl^-$ 和 $K^+$ 缺乏、血容量不足。

（2）肾性病因　襻利尿药和噻嗪类利尿药大量应用的早期，可因血容量迅速减少引起"浓缩性"碱中毒，长期应用则有血容量不足、钾缺乏和醛固酮增多等机制参与；水肿状态，但有效血容量不足；高碳酸血症快速纠正后，肾 $HCO_3^-$ 重吸收和再生成代偿性增多这一代偿机制未能及时调整，将出现代谢性碱中毒；乳酸性酸中毒或酮症酸中毒治疗后，乳酸或酮体被代谢生成 $HCO_3^-$ 并消耗 $H^+$；尿中不被重吸收的阴离子增多，如给予大量不能被重吸收的阴离子，如青霉素和碳青霉素，使管腔电位差加大，远端肾小管泌 $H^+$ 增多；镁缺乏促进醛固酮分泌；钾缺乏；Bartter 综合征和 Gitelman 综合征。

2. 伴有效血容量增多的代谢性碱中毒　原发性醛固酮增多症，肾上腺酶缺乏（11β 羟化酶和 17－α 羟化酶及 11β－羟类固醇脱氢酶缺陷）、Cushing 综合征和 Liddle 综合征。上述病因中，以利尿药、上消化道 $Cl^-$ 和 $H^+$ 的丢失最常见。

（三）临床表现

呼吸浅慢，可引起轻度低氧血症，尤其在原有肺部疾病时。有基础心脏病时，可促发或加重心律失常。低钾血症和低钙血症为其重要表现。严重代谢性碱中毒可引起神经肌肉表现，如抽搐、肌痉挛、烦躁、谵妄甚至昏迷。

（四）诊断

根据血 pH、$HCO_3^-$、$PaCO_2$、电解质（主要是 $K^+$ 和 $Cl^-$）、有效循环血容量和原发病的表现，代谢性碱中毒的诊断和鉴别诊断可分为 4 个步骤。①肯定代谢性碱中毒的存在，即血 pH 和 $HCO_3^-$ 均升高。②判断呼吸性代偿是否完全，如 $PaCO_2$ 未上升至预计值，表明存在呼吸性酸碱失衡。③观察肾功能。肾功能下降提示可能存在碱剂补充过多或胃液丢失等。④如肾功能正常，且代谢性碱中毒持续存在，则观察有效循环血容量，并结合尿 $Cl^-$ 和血肾素－醛固酮浓度等，做出原发病诊断。

检测尿 $Cl^-$ 并据此分类，对治疗有重要指导意义。①氯反应性代谢性碱中毒：即补充氯化钠可纠正碱中毒。表明机体有 $Cl^-$ 缺乏,尿 $Cl^- < 10mmol/L$。见于有效循环血容量不足引起的代谢性碱中毒。但 Batter 综合征、Gitelman 综合征、高碳酸血症纠正后、$Mg^{2+}$ 缺乏和严重的 $K^+$ 缺乏除外。②氯抵抗性代谢性碱中毒:补充氯化钠不能纠正碱中毒,$Cl^- > 20mmol/L$。见于有效循环血容量过多及上述少数病因引起的有效循环血容量不足。

(五)治疗

1.纠治原发病　如停止补碱,避免过度利尿、及时纠正呕吐,补足血容量。对肿瘤引起的原发性醛固酮增多症等,及时手术切除。

2.纠正引起肾 $HCO_3^-$ 重吸收和(或)再生成增多的因素　对于氯反应性代谢性碱中毒,给予足量 0.9%氯化钠溶液补充血容量即可纠正代谢性碱中毒。伴低钾血症时,给予氯化钾。利尿药引起者,氯化钠治疗常无效,应同时给予氯化钾纠正低钾血症。

3.补酸　当严重代谢性碱中毒,血 $pH > 7.6$,伴显著低通气($PaCO_2 > 60mmHg$)、对氯化钠和补钾治疗反应不佳时,应考虑补酸。①0.1mmol/L 稀盐酸:浓度为 100mmol/L,$HCO_3^-$ 的分布容积约为体重的 50%,1mmol $HCO_3^-$ 需 1mmol $H^+$ 中和,故血 $HCO_3^-$ 下降 1mmol/L 需 0.5mmol $H^+/kg$,即需 0.1mmol/L 稀盐酸 5ml。稀盐酸起效最快,但可引起溶血,故应经中心静脉滴注。计算求得的补充量于 12~24 小时滴完,并每 4~6 小时检测 1 次血气和电解质。如 $PaCO_2$ 显著升高,滴速应减慢,以免引起严重的呼吸性酸中毒。当 $pH < 7.5$ 时,停止补酸。②氯化铵:血 $HCO_3^-$ 下降 1mmol/L,需氯化铵 0.44g/kg,可口服或稀释为 0.9%溶液,分 2~3 次静脉滴注。严重肝病时禁用。③盐酸精氨酸:适用于肝功能不全时,但肾功能减退时禁用,因可引起与血 pH 下降不平衡的严重高钾血症,系促进 $K^+$ 释出细胞外所致。

### 三、呼吸性酸中毒

呼吸性酸中毒(respiratory acidosis)指原发性 $H_2CO_3$ 潴留,导致动脉血 $PaCO_2$ 升高和 $pH < 7.35$,血 $HCO_3^-$ 代偿性升高。起病 24 小时内为急性,超过 24 小时为慢性。

(一)分类

1.急性呼吸性酸中毒

(1)呼吸中枢抑制:应用麻醉药、镇静药、吗啡、β-受体阻滞药;脑血管意外;中枢神经系统感染;颅脑外伤和肿瘤。

(2)神经肌肉疾病:药物过量、严重低钠血症等电解质紊乱、重症肌无力危象和 Guillain—Barre 综合征等。

(3)人工呼吸机应用不当。

(4)气道梗阻或肺实质病变:气管异物、喉头水肿、重症哮喘、有毒气体吸入、急性成人呼吸窘迫综合征、急性肺水肿、广泛而严重的肺实质或间质炎症。

(5)胸廓胸膜病变:胸廓外伤、气胸、血胸、大量胸腔积液等,引起肺扩张受限制。

2.慢性呼吸性酸中毒

(1)呼吸中枢受抑制:主要见于长期应用镇静药、慢性酒精中毒、脑肿瘤、睡眠呼吸障碍如高度肥胖等。

(2)气道梗阻和肺实质病变:见于慢性阻塞性肺疾病、哮喘、肺间质纤维化和肺气肿等。

(3)胸廓胸膜病变:见于胸廓畸形、胸膜增厚等。

（二）临床表现

临床表现与起病速度、严重程度、原发病及低氧血症的程度等有关。急性起病时，可出现焦虑、呼吸困难、精神错乱、扑翼样震颤、嗜睡甚至昏迷。慢性 $CO_2$ 潴留常表现为睡眠异常，记忆力下降，人格改变，运动障碍如震颤等。$CO_2$ 可引起脑血管扩张，眼底血管扩张和扭曲，引起头痛等颅内高压的表现，严重时出现视盘水肿。

轻、中度急性呼吸性酸中毒引起心排血量增加、肾血管扩张、血压可正常或升高，常有皮肤充血潮红。严重急性呼吸性酸中毒则引起心排血量下降、血压降低、肾血管收缩、心律失常，尤其是在肺源性心脏病患者应用洋地黄类药物时。多伴有水、钠潴留。

（三）诊断

根据血 pH 和 $PaCO_2$ 可确诊，结合血 $HCO_3^-$ 明确是否存在代谢性因素。肺功能测定有助于确定肺部疾病。详细询问用药史，测定血细胞比容，检查上呼吸道、胸廓、胸膜和神经肌肉功能，则有助于其他原发病的诊断。

（四）治疗

视病情程度和起病缓急决定治疗方案。对于急性患者，主要是治疗原发病和呼吸支持，包括气管插管和应用人工呼吸机。怀疑存在药物中毒时，可应用呼吸兴奋药。对于慢性患者，主要是采用各种措施改善功能。吸氧应慎用，因此时缺氧是刺激呼吸的主要因素，快速纠正缺氧可引起呼吸抑制，必要时应以最低浓度氧吸入。对某些患者，尤其是高碳酸血症与肺功能减退不平衡者，可应用呼吸兴奋剂。慢性患者 $PaCO_2$ 突然升高时，应考虑在原发病的基础上出现肺部感染等加重因素。

## 四、呼吸性碱中毒

呼吸性碱中毒（respiratory alkalosis）指过度通气引起的动脉血 $PaCO_2$ 下降和 pH＞7.45，血 $HCO_3^-$ 代偿性下降。

（一）分类

1.急性呼吸性碱中毒

(1)中枢性病因：①如焦虑过度通气综合征。②中枢性疾病，如损伤、感染、肿瘤、脑血管意外等。③药物性，如水杨酸类药、尼古丁等。④其他，如中暑、发热、肝衰竭、败血症等。

(2)组织缺氧：各种原因引起的组织缺氧，如高原反应、心肝疾病等，均可刺激呼吸中枢引起换气过度。还可见于呼吸机应用不当。

2.慢性呼吸性碱中毒　除上述引起急性呼吸生碱中毒的病因外，尚包括妊娠、肝性脑病、严重贫血、长期生活在高原地区等。

（二）临床表现

急性患者主要表现为口唇和四肢发麻、刺痛、肌肉颤动，头部轻飘感；严重时可出现眩晕、昏厥、抽搐、意识不清。有基础心脏病的患者可出现心律失常。应用麻醉药和呼吸机正压通气时则可出现血压下降。有些患者可表现为胸闷、胸痛、口干、腹胀等。慢性患者除原发病表现外，常伴血 $K^+$ 降低和 $Cl^-$ 升高，无特殊临床表现。

（三）诊断

根据动脉血 pH 和 $PaCO_2$，诊断并不困难。测定血浆 $HCO_3^-$ 浓度有助于判断是否存在代谢性因素。应尽可能做出原发病诊断。

（四）治疗

主要是治疗原发病。当应用人工呼吸机时，需适当调整呼吸机的潮气量和呼吸频率等。对焦虑过度通气综合征，可通过纸筒呼吸以增加气道无效腔，进行心理治疗，必要时给予小剂量镇静药。如属高原反应，可提前 2 天给予乙酰唑酮 500mg/d，使机体产生轻度代谢性酸中毒，以减轻进入高原地区后开始出现的呼吸性碱中毒。

## 五、混合型酸碱平衡紊乱

混合型酸碱平衡紊乱（mixed acid－base disturbance）指同时存在两种或两种以上酸碱平衡紊乱，包括三种情况：①两种或两种以上单纯型酸碱平衡紊乱同时存在，如代谢性酸中毒加呼吸性碱中毒，对体液 pH 的影响可相互加重或相互抵消；②一种酸碱平衡紊乱有两种机制同时或先后参与发病，如高 AG 和高氯性代谢性酸中毒同时存在，急性和慢性呼吸性酸中毒相继发生，对体液 pH 的影响相互加重；③上述两种情况同时存在。单纯型酸碱平衡紊乱临床常见，尤其在心搏、呼吸停止，败血症，肾、肝、肺等脏器功能衰竭，药物中毒等。

（一）病因

1.代谢性酸中毒和呼吸性酸中毒 常见于心搏、呼吸骤停，慢性阻塞性肺疾病合并循环衰竭，严重肾衰竭合并呼吸衰竭，药物中毒和 CO 中毒，腹泻或肾小管酸中毒时由于钾（或高钾）致呼吸肌麻痹。

2.代谢性碱中毒和呼吸性碱中毒 多见于肝性脑病时出现过度通气，而呕吐、胃肠引流、应用利尿药、严重低钾血症、碱剂补充过多等引起代谢性碱中毒。

3.代谢性碱中毒和呼吸性酸中毒 常见于急性呼吸衰竭时应用利尿药、呕吐等。

4.代谢性酸中毒和呼吸性碱中毒 常见于危重患者如高热、休克、败血症、急性肺水肿、低氧血症等，在呼吸性碱中毒的基础上出现循环衰竭引起的乳酸性酸中毒或肾衰竭引起的代谢性酸中毒。

5.代谢性酸中毒和代谢性碱中毒 肾衰竭、酮症酸中毒本身引起代谢性酸中毒，而呕吐、腹泻引起严重低钾血症，血容量不足等则导致代谢性碱中毒。心肺复苏和酮症酸中毒、乳酸性酸中毒时补碱过多。

6.混合型代谢性酸中毒 多种因素同时引起代谢性酸中毒。如循环衰竭同时引起乳酸性酸中毒和肾衰竭所致的高氯性酸中毒。酮症酸中毒时由于循环衰竭引起乳酸性酸中毒或肾衰竭。尿毒症合并酮症酸中毒或乳酸性酸中毒。

7.混合型代谢性碱中毒 不同的因素同时引起原发性血 $HCO_3^-$ 增多。如严重呕吐引起 $H^+$ 丢失，而随后的血容量不足、醛固酮合成增多则引起 $HCO_3^-$ 的重吸收和再生成增多。

8.三重型混合性酸碱平衡紊乱 系混合型代谢性酸碱平衡紊乱合并呼吸性酸中毒或呼吸性碱中毒。严重慢性阻塞性肺疾病在呼吸性酸中毒的同时，因应用利尿药等引起代谢性碱中毒，而循环衰竭则引起乳酸性酸中毒或肾衰竭。心肺复苏患者在原有代谢性酸中毒和呼吸性酸中毒的基础上，由于补碱过度引起代谢性碱中毒。严重充血性心力衰竭时，原有呼吸性碱中毒、利尿引起代谢性碱中毒，而循环衰竭引起乳酸性酸中毒。

（二）临床表现

主要为原发病表现。酸碱平衡紊乱时表现取决于各种因素作用后对血 pH 和 $PaCO_2$ 的综合影响，可出现 $PaCO_2$ 极度升高或降低、pH 极度升高或降低引起的相关表现。同时伴随的电解质紊乱也常较单纯型酸碱平衡紊乱更为明显。

（三）诊断

关键是弄清由哪些单纯型酸碱平衡紊乱组成，血 pH 正常仅表现碳酸氢盐与碳酸的比值正常，并不表示 $HCO_3^-$ 和 $PaCO_2$ 的绝对值正常，故也不代表酸碱平衡正常。抵消的多种单纯型酸碱平衡紊乱时，血 pH 可正常。详细的病史询问和体格检查，对酸碱平衡的初步判断和鉴别诊断十分重要。病史包括过去疾病史，呕吐、腹泻及其他体液丢失情况，饮食和相关药物应用史，误服毒物史，近期和目前治疗情况。体格检查应着重了解血容量状况、循环和呼吸情况、抽搐等。应注意鉴别代偿性因素和原发致病因素。代谢性酸碱平衡紊乱引起呼吸性代偿反应，而呼吸性酸碱平衡紊乱则引起代谢性代偿反应。$HCO_3^-$ 和 $PaCO_2$ 的变化与代偿预计值相关较多时应考虑混合型酸碱平衡紊乱。

AG 对判断高 AG 代谢性酸中毒是否合并其他类型酸碱平衡紊乱有重要帮助。在高 AG 代谢性酸中毒，血浆 $HCO_3^-$ 下降值与 AG 升高值相等；而其他任何单纯型酸碱平衡紊乱时，$HCO_3^-$ 的变化均伴有 $Cl^-$ 的变化，故 AG 无显著改变。但严重碱中毒，尤其是代谢性碱中毒时，蛋白质所带负电荷增多，故 AG 轻度升高；而酸中毒时，AG 轻度下降。因此，在高 AG 代谢性酸中毒，$HCO_3^-$ 和 AG 两者的变化值相差 5 以上，提示合并其他类型的酸碱平衡紊乱。$HCO_3^-$ 下降值低于 AG 上升值，提示合并代谢性碱中毒或呼吸性酸中毒；$HCO_3^-$ 下降值高于 AG 上升值，提示合并正常 AG 代谢性酸中毒或呼吸性碱中毒；如严重碱中毒时，AG 轻度升高，可能仅为单纯型碱中毒；但需结合 $HCO_3^-$ 和 $PaCO_2$ 判断是否为混合型酸碱平衡紊乱。电解质中 $K^+$ 和 $Cl^-$ 的变化对诊断常有重要帮助。代谢性酸碱平衡紊乱对 $K^+$ 影响较大，高 AG 代谢性酸中毒对 $K^+$ 影响则较小，血 $K^+$ 下降和 $HCO_3^-$ 升高提示代谢性碱中毒，而血 $K^+$ 升高和 $HCO_3^-$ 下降提示代谢性酸中毒。酸碱平衡紊乱诊断明确而无相应血 $K^+$ 变化示 $K^+$ 代谢紊乱。血 $Cl^-$ 变化可因水代谢或酸碱平衡紊乱引起，而酸碱平衡紊乱对血 $Na^+$ 无明显影响，故血 $Cl^-$ 和 $Na^+$ 不平衡变化提不存在酸碱平衡紊乱。血 $Cl^-$ 上升比例高于血 $Na^+$，提示正常 AG 代谢性酸中毒或呼吸性碱中毒；血 $Cl^-$ 下降比例高于 $Na^+$，提示代谢性碱中毒或呼吸性酸中毒。

（四）治疗

目的是使机体酸碱代谢恢复正常，主要针对各种单纯型酸碱平衡紊乱采取相应治疗，以使血 pH 较快恢复到安全范围。但需注意各种治疗之间的相互影响，避免在纠正一种酸碱平衡紊乱的同时，引起或加重另一种酸碱平衡紊乱。相互抵消的混合型酸碱平衡紊乱处理应较为缓和，对代谢性因素的纠正应先于呼吸性因素。严重代谢性酸中毒合并呼吸性碱中毒时，如治疗过程中 $PaCO_2$ 迅速恢复正常，则使 pH 迅速下降而加重酸中毒；呼吸性酸中毒合并代谢性碱中毒时，应先纠正代谢性碱中毒，且 pH 下降尚可刺激呼吸中枢而增加肺泡通气，倘若快速纠正呼吸性酸中毒，则 $PaCO_2$ 迅速降低可显著加重代谢性碱中毒。

# 第三章　肾脏疾病检查

## 第一节　实验室检查

### 一、尿液检查

(一)尿液检查留取标本注意事项

为了获得可靠的检查结果,留取尿标本应注意尽量避免污染,留尿前应清洗外阴。男性应将包皮翻开用清水或肥皂水清洗。女性应避开月经期,避免经血的污染,用清洁容器留取中段尿。留取尿液细菌培养时,应先用 1:1000 苯扎溴铵浸泡过的棉球擦洗外阴部,再消毒尿道口,应用特殊的灭菌容器留取中段尿,整个过程应严格遵守无菌操作,标本应立即送检,不能加防腐剂。

(二)一般性状检查

1.尿量　正常成人每 24h 尿量常在 1000~2000mL。影响尿量多少的因素有肾血流量、肾小球滤过率、肾小管、集合管重吸收的能力等。

2.颜色　正常人尿液颜色从淡黄色至深琥珀色不一,主要取决于尿色素浓度和尿液酸碱度,可受饮食、运动和出汗等多种因素的影响。饮水过多可使尿色变淡,过少则会使尿色加深。常见的尿色异常有:①肉眼血尿呈洗肉水样。②血红蛋白尿呈浓茶色或酱油样。③深黄色尿多见于尿中胆色素增加。④紫红色尿常见于血卟啉病、肝脏病及血液系统疾病。⑤乳糜尿呈乳白色,多见于血吸虫病等。

3.浊度　正常新鲜尿液清澈透明,久放后可混浊,多因为盐类结晶析出和细菌繁殖导致。尿液发生混浊常见于磷酸盐沉淀、碳酸盐沉淀、尿酸盐沉淀、血尿、脓尿、乳糜尿等情况。

4.气味　久置后的尿液由于细菌将尿素分解产氨而产生氨臭味。糖尿病酮症酸中毒时,尿液可呈水果芳香味。苯丙酮尿症患者尿液常呈鼠臭味或霉味。

5.比重与渗透压

(1)尿比重和尿渗透压通常用来判断肾脏的浓缩和稀释功能。尿液比重指的是在 4℃ 条件下,尿液与同体积纯水的重量之比。它反映单位容积尿中溶质的质量,既受溶质分子浓度影响,又受溶质分子量的影响。糖、蛋白质以及矿物质等均可使尿比重升高。糖对比重的影响是 10g/L 尿可增加比重 0.004;蛋白质对比重的影响是 10g/L 尿可增加比重 0.003。正常成人在普通饮食情况下,尿比重比较恒定,通常在 1.015~1.030 之间。

(2)尿液渗透压亦称尿渗量,反映单位容积尿中溶质分子和离子的颗粒数。尿液渗透压仅与溶质克分子浓度相关,而不受溶质分子量的影响。所以相对于尿比重来讲,尿液渗透压更能切合实际地反映肾脏浓缩和稀释功能。24h 尿液渗透压高于血浆渗透压,禁水 8h 后晨尿渗透压应>700～800mOsm/(kg·H$_2$O)。非疾病状态下,尿液渗透压与尿比重存在对应关系:渗透压[mOsm/(kg·H$_2$O)]=(比重-1.000)×40000。

6.酸碱度(pH)  机体代谢产生的结合酸部分经肾脏排泄,正常新鲜尿液常呈弱酸性,pH 约为 6.5。尿液 pH 可波动于 5.0～7.0。尿液酸碱度的改变可受疾病、药物及饮食等的影响。高蛋白的饮食时,尿液呈酸性;进食蔬菜、水果较多时,尿液呈碱性或中性。尿的酸碱度取决于肾小管上皮细胞分泌氢离子(H$^+$)的量。若酸血症患者出现碱性尿,常提示肾小管酸中毒。碱血症患者出现酸性尿,往往提示低钾血症。

(三)生化检查

1.蛋白质  正常情况下,经肾小球滤过膜的微孔隙可滤出一些小分子量的蛋白质,包括白蛋白和血浆中一些小分子的球蛋白。当这些蛋白质通过近端肾小管时,绝大部分被重吸收,所以终尿中的蛋白质含量很少,通常为 20～80mg/24h,尿蛋白定性试验呈阴性。当 24h 尿蛋白含量超过 150mg 时,尿蛋白定性试验呈阳性,称为蛋白尿。

2.糖  正常人尿内仅含微量葡萄糖,常规定性试验为阴性。尿糖的出现,主要取决于血糖浓度、肾小球滤过率和肾小管重吸收功能。当血糖浓度过高(>10mmol/L)或肾小管重吸收能力降低时,尿中含糖量增高,定性方法测定尿糖为阳性,称为糖尿。尿糖阳性的情况下,应注意区分是生理性糖尿还是病理性糖尿。生理性糖尿多见于饮食过度、应激状态和妊娠;病理性糖尿则常见于以下几种情况:①真性糖尿,糖尿病患者血糖过高,从肾小球滤过的糖超过了肾小管重吸收的能力,即超过了肾糖阈,而引起的糖尿。②肾性糖尿,当药物、中毒等各种因素导致肾小管功能受损时,肾小管对糖的重吸收减少,导致肾糖阈降低,尿糖可阳性,称为肾性糖尿。③内分泌疾病引起的糖尿,如甲状腺功能亢进、腺垂体功能亢进、库欣综合征、嗜铬细胞瘤等。

3.尿酮体  酮体是体内不饱和脂肪酸代谢的中间产物,包括 β-羟丁酸、乙酰乙酸和丙酮。乙酰乙酸可以可逆性地降解成 β-羟丁酸,也可以不可逆性地生成丙酮。正常人尿酮体定性检查为阴性。当三羧酸循环中间产物缺乏,葡萄糖不能充分利用,大量脂肪分解而导致这些物质氧化不全时,可使血中酮体浓度增高而由尿排出,称为酮尿(ketonuria)。在糖尿病、长期饥饿、应激状态、剧烈运动等情况下,由于脂肪动员加速,肝脏对脂肪酸氧化不全,酮体生成增加,引起血酮过多而出现酮尿。

(四)尿沉渣显微镜检查

1.标本制备  尿沉渣检查标本以新鲜的晨尿为宜,留取的尿液要求立即送检。否则,会导致细胞破碎、细菌滋生等影响检查结果。将新鲜尿液混匀,取 10mL 于试管中,以 1500r/min 离心 5min,弃去上清液,留取沉渣约 0.2mL。混匀后,取一滴置干净的玻片上,加盖盖玻片后镜检。对有混浊或有盐类析出的标本可预处理后,再行镜检。如酸性尿中有尿酸盐沉淀,可采用微温法使尿酸盐溶解。肉眼血尿、脓尿可不经离心沉淀,直接涂片镜检即可。

2.尿沉渣细胞成分计数分析方法

(1)玻片过筛法:将准备好的尿沉渣标本放在显微镜下,首先用低倍镜观察尿沉渣区域内的全貌,观察是否分布均匀,有无细胞、管型及晶体。然后再用高倍镜逐一视野仔细观察,区分细胞及管型等有形成分,并计数 10 个高倍视野内所观察到的不同有形成分的总数,取其平均值,报告形式为××个/HP。

（2）手工计数板定量法：通常取 10mL 尿液于尖底刻度离心管，以 1000～1500r/min 离心 5min，弃去上清，留取 0.5mL 混匀，取一滴混匀液，滴于玻片上或计数池镜检，先低倍镜扫描，再换高倍镜观察计数，报告形式为××个/mL。

（3）仪器定量法：用于尿沉渣标本检查的分析仪器有两种，一种是尿沉渣直接镜检再进行影像分析；另一种是利用流式细胞仪分析，报告形式亦为××个/mL。

3.尿沉渣细胞成分

（1）红细胞：尿沉渣镜检，若每高倍视野中红细胞数超过 3 个称为镜下血尿。根据显微镜下尿红细胞的大小、形态可将红细胞分为均一型和多形型。均一型红细胞指的是尿红细胞大小、形态都均一，与正常血液红细胞一致。此种红细胞多来源于肾小球以下部位和尿路上的出血，与毛细血管破裂出血有关，称为"非肾小球源性血尿"。多型红细胞则是因为肾小球基底膜受损、存在裂孔，红细胞通过时，受到挤压损伤，而后在肾小管中又受到不同 pH 和渗透压变化的影响，从而出现皱缩红细胞、大型红细胞、芽孢状红细胞、古钱状红细胞等多形改变，当多形型变化超过 80% 以上时，称为"肾小球源性血尿"。

（2）白细胞：正常人尿液中可有少量白细胞，但离心后尿沉渣镜检每高倍视野白细胞<5 个。新鲜尿中白细胞体积较大、胞质内可见颗粒，并常可见到细胞核。白细胞变性坏死后，称为脓细胞。尿中白细胞大多是中性粒细胞，有时可见到少数淋巴细胞和单核细胞。中性粒细胞增多，常见于泌尿生殖系统的炎症、急性感染后肾小球肾炎；淋巴细胞增多，则提示可能存在肾移植排斥反应、狼疮性肾炎、淋巴细胞白血病等。嗜酸性粒细胞增多，常见于过敏性间质性肾炎。

（3）上皮细胞：尿液中的上皮细胞，主要来源于肾、输尿管、膀胱和尿道，包括肾小管上皮细胞、移行上皮细胞、扁平上皮细胞和多核巨细胞。扁平上皮细胞最为常见，尤其是女性。

4.管型　管型是由髓袢升支厚壁段及远曲小管分泌的 Tamm-horsfall 蛋白为基质在肾小管内形成的圆柱形物质。尿液浓缩、呈酸性、尿中蛋白增加时均易形成管型，正常人尿中可有少量的透明管型和细颗粒管型。

5.结晶　新鲜尿内不出现结晶，当尿液放置时间较久后，可有结晶析出。尿中结晶主要来自饮食代谢和药物，影响晶体形成的析出的因素包括溶质在尿中的浓度、饱和度、尿液的 pH、温度等。常见的尿酸、草酸钙、磷酸盐类结晶无病理意义。

## 二、肾功能检查

（一）肾小球滤过功能

1.肾小球滤过率和肾清除率　肾小球滤过率（glomerular filtration rate，GFR）指的是单位时间（分）内从肾小球滤过的血浆毫升数，也就是单位时间（分）内形成的原尿毫升数，肾小球滤过率是反映肾小球滤过功能的客观指标。由于直接测得原尿的量是不可能的，所以也就不能直接测得肾小球滤过率。因此实际工作中，常常是通过测定肾对某物质的血浆清除率，来间接估测 GFR。

肾清除率是指某种物质在单位时间（分）内由尿液排出的量相当于多少毫升血浆中所含该物质的量。常用的计算公式为：C=U×V/P。其中 C 为清除率（ml/min），U 为尿中该物质的浓度（g/L），V 为每分钟尿量（ml/min），P 为血浆中某物质的浓度（g/L）。如某物质符合以下条件，则其肾清除率就等于肾小球滤过率（GFR）。①能迅速均匀地分布于整个细胞外液。

②在血液中比较稳定,不被血浆蛋白结合,也不被分解、利用或破坏。③可从肾小球自由滤过,且不被肾小管重吸收或分泌。④没有肾外排泄途径。⑤对该物质的血液和尿液浓度测定方法简单可行。

(1)菊粉清除率:菊粉是一种从植物提取的分子量很小的果糖聚合体(5200D),静脉注射入血液后,不被机体分解、结合、利用和破坏,只从肾小球滤过,不被肾小管重吸收或分泌,且无肾外排泄。因此菊粉可以作为估测 GFR 的理想标记物,菊粉清除率(clearance of inulin,Xin)就等于 GFR。菊粉清除率的测定方法为:清晨患者空腹取平卧位,静脉滴注 10%菊粉溶液,使血浆浓度稳定在 10mg/L 水平,放置导尿管,定期采血和尿各 4 次,精确测定其尿量、血浆和尿液中菊粉浓度,代入公式 Xin=Nin×V/Pin=GFR。其中,Nin 为尿中菊粉的浓度;V 为每分钟尿量(ml/min);Pin 为血浆中菊粉的浓度。Xin 虽然准确,但操作步骤复杂,加之静脉滴注菊粉,发热反应时有发生。因此多用于科研,不适用于临床应用。

(2)内生肌酐清除率(endogenous creatinine clearance rate,Ccr):人体血浆中肌酐生成有内源性和外源性两种。内源性肌酐为肌肉中的肌酸代谢产生,肌酸量与肌肉量成正比,机体每天以稳定的速度产生和释放肌酐进入血液循环,再由肾脏经尿排出体外。外源性肌酐主要来自动物食品,如鱼肉、猪肉等食物中肌酸,经过烹调,可使肉类中 18%～65%的肌酸变为肌酐,称为外源性肌酐。正常人外源性肌酐对血浆肌酐浓度的影响较小,所以空腹血肌酐水平比较稳定。正常人每天内生肌酐的产生量和与尿中的排泄量基本相符。内生肌酐具有分子量小(113D)、血液中浓度较为稳定、不与蛋白质结合、主要从肾小球滤过、不被肾小管重吸收等特点,因此内生肌酐可作为估测 GFR 的标记物。内生肌酐清除率(Ccr)指的是在单位时间(分)内由尿液排出的内生肌酐量相当于多少毫升血浆中所含肌酐的量。

测定内生肌酐清除率(Ccr)的方法主要有标准 24h 留尿计算法和根据血清肌酐估算法两种。

①标准 24h 留尿计算内生肌酐清除率(Ccr):具体方法是测定前 3 天,低蛋白饮食,并禁食肉类,避免剧烈运动,测定当天准确留取 24h 尿,记下 24h 尿量,同时测定尿肌酐的浓度和血清肌酐浓度,然后根据下列公式计算 Ccr:

Ccr(ml/min)=尿肌酐浓度(μmol/L)×尿量(ml/min)/血清肌酐浓度(μmol/L)。

Ccr 的正常值:80～120mL/min 或 109～140L/24h

上述方法简便易行,临床上较为常用,但由于留取 24h 尿标本时存在不准确性,所以该方法可重复性不佳。

②根据血清肌酐(ecr)水平以及患者的年龄、性别、体重等来推算 Ccr:目前最为常用的是下列两个公式。

Cockcroft—Gault 公式:

男性 Ccr(ml/min)=[140-年龄(岁)]×体重(kg)/72×ecr(mg/dL);或=1.23×[140-年龄(岁)]×体重(kg)/ecr(μmol/L)

女性 Ccr(ml/min)=[140-年龄(岁)]×体重(kg)×0.85/72×ecr(mg/dL);或=1.04×[140-年龄(岁)]×体重(kg)/ecr(μmol/L)

按此公式计算出的 Ccr 能比较正确地反映 GFR,并可以用于 12 岁以上的儿童。但由于此公式是在多数肾功能正常者中总结出来的,因此在肾衰竭患者中应用可能会有一定偏差,有学者认为此计算值可能高估了 GFR。

MDRD公式：

男性 Ccr(ml/min)＝186×ecr(mg/dL)－1.154×年龄(岁)－0.203

女性 Ccr(ml/min)＝0.742×[186×ecr(mg/dL)－1.154×年龄(岁)－0.203]

由于此公式是在多数肾脏病患者中总结出来的，因此在慢性肾脏病(cbronic renal disease,CKD)患者中，此公式的计算值能够较准确地反映真实的 GFR 水平。但在正常人,此公式的计算值可能低估了实际的 GFR。

2. 血清肌酐(ecr)测定 如前所述,肌酐也可以作为评定 GFR 的标记物。只有当肾小球滤过功能受损超过 1/2 时,ecr 才会升高,因此 ecr 也不是衡量肾小球滤过功能的敏感指标。血清肌酐的正常范围：男性 53～106μmol/L,女性 44.2～97.2μmol/L,不同个体的血清肌酐水平与患者的年龄、性别、代谢以及肌肉容积有关。肌肉发达者血清肌酐的正常值会比较高,而体型消瘦者,血清肌酐的正常值会较低。

3. 血尿素氮(blood urea nitrogen,BUN)测定 血尿素氮是机体内蛋白质代谢的终末产物,是最早作为评估 GFR 的指标之一。体内尿素氮的生成量主要取决于饮食中蛋白质摄入量、组织蛋白质分解代谢以及肝功能状态。当摄入蛋白质过多、感染、高热、消化道出血、外伤等高分解状态时,尿素氮生成增加,血尿素氮均可升高。

(二)肾血流量和肾血浆流量

肾血流量(RBF)是指单位时间(分)内流经两侧肾脏的血液量,正常值是 1200～1400mL/min。肾血浆流量(RPF)是指单位时间(分)内流经两侧肾脏的血浆量,正常值是 600～800mL/min。

肾小球滤过分数(filtration fraction,FF)是指经肾小球滤过形成原尿的血浆(GFR)占肾血浆流量(RPF)的百分比。FF＝肾小球滤过率/肾血浆流量,正常值约 0.2(0.18～0.22),高血压病或心力衰竭患者,FF 升高;肾小球肾炎患者,FF 则下降。

(三)肾小管功能测定

1. 近端肾小管功能测定 近端肾小管主要起到重吸收功能,可重吸收原尿中的水、钠、钾、钙、葡萄糖、氨基酸等。此外,尚有一定的排泌功能。

(1)肾小管葡萄糖最大重吸收量的测定:正常人血中葡萄糖从肾小球滤过后,在近端肾小管通过细胞膜上的载体蛋白全部主动地重吸收,故尿糖定性试验阴性。由于参与葡萄糖重吸收的载体蛋白的数量有限,所以近端肾小管对葡萄糖重吸收有一定的限度。所以可用肾小管对葡萄糖的最大重吸收量(tubular maximal glucose reabsorptive capacity,tmv)代表肾小管的最大重吸收功能。正常成人 tmv 平均值为(340±18.2)mg/(min·1.73m²)。当血浆葡萄糖浓度达到 8.9～10.0mmol/L 即 160～180mg/dL 时,从肾小球滤过的葡萄糖不能被近端肾小管完全重吸收,部分葡萄糖从尿中排出,尿糖定性试验呈阳性,此血糖数值称为肾糖阈。如尿糖阳性而血糖低于肾糖阈,则提示肾小管重吸收功能受损。tmv 下降常见于慢性肾小球肾炎、慢性间质性肾炎等。

(2)肾小管对氨马尿酸(PAH)最大排泌量测定:血浆中的 PAH 不会被分解,大部分由肾小管排泌,少部分由肾小球滤过,不被肾小管重吸收。当血浆中 PAH 的血浆浓度增加到一定程度时,肾脏对 PAH 的清除达最大量,即使其血浆浓度再增加,其尿中的排泌量也不再增加,此排出量为 PAH 的最大排泌量。将最大排泌量减去肾小球的滤过量,则可得到肾小管 PAH 最大排泌量(tubular maximal paraaminohippurate excretory capacity,TmPAH)。正常成人

TmPAH 为 60～90mg/min。此试验主要用于判断近端肾小管的排泌功能。但操作方法较繁杂,多用于科研。

2.远端肾小管功能测定　远端肾小管在神经体液因素的调节下,主要起到调节钠、钾、氯等离子的代谢以及调节水平衡和酸碱平衡等方面的作用。为了适应外环境的变化,肾脏对于水分具有强大的调节能力。尿液的浓缩与稀释就是在远端肾小管进行的。肾脏的浓缩与稀释功能是建立在对流倍增机制的基础上的。每次尿比重均固定在 1.010,则提示远端肾小管的浓缩功能较差。禁水 10h,12h 和 18h 后测定尿渗透压,如禁水 10h 后,尿渗透压≥700mOsm/(kg・$H_2O$);禁水 12h 后,尿渗透压≥800mOsm/(kg・$H_2O$);禁水 18h 后,尿渗透压≥900mOsm/(kg・$H_2O$),则说明肾小管浓缩功能正常。肾小管间质病变时,则尿渗透压下降。

3.肾小管酸中毒的诊断试验

(1)尿液 pH:正常新鲜尿液常呈弱酸性,pH 约为 6.5。若酸血症患者出现碱性尿,常提示肾小管酸中毒。尿 pH>6.0 主要见于Ⅰ型肾小管酸中毒和Ⅱ型肾小管酸中毒的早期。

(2)酸负荷试验－氯化铵负荷试验:服用酸性药物氯化铵,人为的酸负荷使体内产生酸血症。当远端肾小管酸化功能正常时,通过增加泌氢、产氨,使尿液酸化(尿 pH<5.5),$NH_4Cl$ 排泄增加;当远端肾小管酸化功能下降时,即使服用酸性药物氯化铵后导致血 pH 下降,但由于肾小管不能有效地发挥泌氢、产氨功能,使尿液酸化障碍,尿 pH 不能降至 5.5 以下。具体方法为:一次口服氯化铵 0.1g/kg,然后每小时留尿一次,共 3～8 次,分别测定尿 pH。三日法,口服氯化铵 0.1g/(kg・d),连续 3 日,每天留尿 1 次,测定各次尿 pH。若每次 pH 均>5.5,提示Ⅰ型肾小管酸中毒的诊断。值得注意的是,此试验不适合本身已有酸中毒的患者,以免加重患者的酸中毒。

(3)碱负荷试验－$HCO_3^-$ 重吸收排泄试验:正常情况下,碳酸氢根可由肾小球滤过,85%～90%被近端肾小管重吸收,另 10%～15%被远端肾小管重吸收,尿液中仅含微量的 $HCO_3^-$。Ⅱ型肾小管酸中毒时,$HCO_3^-$ 重吸收障碍,大量的 $HCO_3^-$ 从尿中排出,尿 pH 升高。具体方法:口服 $NaHCO_3$ 4～6g/d,连续 3 日,每日测血清 $HCO_3^-$ 浓度,使其达到正常范围即 24～26mmol/L。然后分别测定血清肌酐、尿肌酐、血清 $HCO_3^-$ 和尿 $HCO_3^-$,按下列公式计算出 $HCO_3^-$ 排泄部分占滤过部分的百分比:

尿 $HCO_3^-$ 排泄百分比=(尿每分钟排出的 $HCO_3^- ×$血肌酐)/(尿每分钟排出的肌酐×血 $HCO_3^-$)×100%

正常情况下,$HCO_3^-$ 排泄百分比为≤1%,接近 0;Ⅱ型肾小管酸中毒时,$HCO_3^-$ 排泄百分比>15%;Ⅰ型肾小管酸中毒时,该值<3%～5%。

## 三、免疫学检查

血清免疫学检查在临床工作中经常应用,它对肾脏疾病的病因诊断、疗效评估以及判断预后具有很重要的意义。常见的与肾脏病相关的血清免疫学检查主要有免疫球蛋白测定、补体测定、循环免疫复合物测定、某些特异性抗体测定以及血清特异性标记物测定。

(一)血清免疫球蛋白测定

免疫球蛋白(immunoglobulin,Ig)是指具有抗体活性或化学结构上与抗体相似的球蛋白。每个免疫球蛋白的基本单位都是四条肽链的对称结构,由两条重链和两条轻链组成,根据重链的不同,分为 IgG、IgA、IgM、IgD 和 IgE 五类。免疫球蛋白普遍存在于血液、组织液及外分泌液中。临床上常用的测定血清免疫球蛋白的方法是单向免疫扩散法,对于血清中含量较低的 IgD、IgE,常用敏感度较高的放射免疫试验或酶联免疫吸附试验(ELISA 法)测定。免疫球蛋白升高或降低的临床意义如下。

1. 血清免疫球蛋白浓度增高 多株免疫球蛋白增高,多见于结缔组织病、慢性肝病及淋巴组织肿瘤等疾病并发肾损害时,如狼疮性肾炎、冷球蛋白肾损害等。

单株免疫球蛋白增高,多见于多发性骨髓瘤肾损害、IgA 肾病、狼疮性肾炎等。多发性骨髓瘤肾病中大量增高的 M 蛋白,以 IgG 型增高为主,约占 52%,IgA 型占 21%,极个别为 IgD 型,IgM、IgE 型均极罕见,轻链蛋白约占 11%。有 30%～50%的 IgA 肾病患者会出现血清 IgA 的一过性增高,常在黏膜感染后出现,数周后恢复正常。

2. 血清免疫球蛋白浓度降低 常见于各种先天性和获得性体液免疫缺陷疾病、长期应用免疫抑制剂患者。肾病综合征时因大量蛋白尿导致免疫球蛋白在尿中丢失过多,故常出现血清免疫球蛋白浓度降低。

(二)补体测定

补体(complement,C)系统是广泛存在于人和脊椎动物血液和组织液中的一类具有酶活性的蛋白质,该系统由 30 余种可溶性蛋白和膜结合蛋白组成。活化的补体既参与免疫防御和免疫调节反应,又参与免疫病理损伤。在肾脏病诊治过程中,经常需要测定:血清总补体活性($CH_{50}$)、血清 $C_3$ 和 $C_4$。其中,$CH_{50}$ 常用致敏绵羊红细胞溶解法来测定,血清 $C_3$、$C_4$ 用单向免疫扩散法、免疫比浊法、酶联免疫吸附试验(ELISA 法)等测定。

1. 血清总补体活性($CH_{50}$)增高 常见于炎症、肿瘤。

2. 血清总补体活性($CH_{50}$)降低 常见于各种遗传性或获得性补体缺陷性疾病,如系统性红斑狼疮、自身免疫性溶血以及与补体旁路成分缺陷有关的肾小球肾炎等。

3. 血清 $C_3$ 降低 常见于急性链球菌感染后肾小球肾炎、系膜毛细血管性肾炎和狼疮性肾炎。约 90%的急性链球菌感染后肾小球肾炎患者,疾病早期会出现血清补体 $C_3$ 浓度下降,但于 8 周内逐渐恢复正常,$C_4$、$C_{1q}$ 略下降,下降程度较 $C_3$ 轻,且很快恢复正常。50%～70%系膜毛细血管性肾炎患者也会出现血清 $C_3$ 下降,且多数为持续性下降。此点可作为与急性链球菌感染后肾小球肾炎的鉴别要点。$C_3$ 的下降程度 II 型较 I 型明显,因在 II 型患者,补体系统是通过旁路途径激活,而 I 型是通过经典途径激活补体系统的。约 3/4 的狼疮性肾炎患者会出现血清 $C_3$ 下降,且同时多伴有血清总补体活性、$C_{1q}$、$C_4$ 下降,此时补体系统既通过经典途径激活,又通过旁路途径激活。血清 $C_3$ 可作为判断狼疮是否活动的一个指标,其下降水平与疾病的严重程度、肾脏的病理组织学改变以及预后密切相关。

(三)循环免疫复合物测定

循环免疫复合物(circulation immunocomplex,CIC)是血液循环中抗体与相应抗原相结合的产物。通常可以利用 CIC 的物理性状或生物学活性进行检测。但是,各种检测方法都可能出现假阳性或假阴性,且感染等多种因素均可导致 CIC 阳性,因此 CIC 的检测结果仅供参考。CIC 阳性常见于:系统性红斑狼疮等自身免疫性疾病,某些传染性疾病,某些循环免疫复合物性肾炎如急性链球菌感染后肾小球肾炎、急进性肾小球肾炎、狼疮性肾炎等。而膜性肾病等原位免疫复合物性肾炎 CIC 检测则阴性。

（四）血清抗中性粒细胞胞质抗体测定

抗中性粒细胞胞质抗体（antineutrophil cytoplasmic antibody，ANCA）是一种抗中性粒细胞胞质中颗粒物质的血浆免疫球蛋白，是诊断部分原发性系统性小血管炎的敏感而特异的血清学指标。

1. 检测方法　ANCA 的检测方法有间接免疫荧光法（ⅡF）、酶联免疫吸附法（ELISA）、固相放射免疫分析法等多种。其中，ⅡF 法多用于抗体的筛查试验，而 ELISA 法常用于特异性抗原的识别，同时应用ⅡF 法和 ELISA 法检测 ANCA 则可大大提高小血管炎的诊断率。

（1）间接免疫荧光法：此法的优点是操作简便、特异性较高；缺点是敏感性较差，仅能检测到抗体而不能识别 ANCA 特异性的靶抗原。基本原理如下：取正常人新鲜中性粒细胞涂片，加入稀释的待测血清孵育，再加入荧光标记的抗人 IgG，最后应用荧光显微镜观察特异性的荧光模式。根据免疫荧光着色的部位不同，ANCA 分为两种类型，一种是以细胞质内均匀荧光着色的胞质型 ANCA（cytoplasmic ANCA，conca），其主要的靶抗原是嗜苯胺蓝颗粒中的蛋白酶 3（proteinase3，PR3），少部分的靶抗原是杀菌/通透性增强蛋白（bactericidal/permeability increasing proteinase，BPI）；另一种是沿细胞核周边荧光着色为特征的核周型 ANCA（per-nuclear ANCA，ponca），其主要的靶抗原是髓过氧化物酶（myeloperoxidase，MPO），其他靶抗原还有中性粒细胞弹性蛋白酶（neutrophil elastase）、溶菌酶（lysozyme）、乳铁蛋白（lactoferrin）等。另外，新近有研究发现了同时兼有 conca 和 ponca 两种特性的第三种荧光着色模式，称为非典型 ANCA。

（2）酶联免疫吸附法：此法的优点是可识别 ANCA 特异性抗原、敏感性较高，缺点是特异性较差。基本原理如下：取正常人新鲜血制备白细胞悬液，反复冻融后，白细胞破碎释放出多种胞质抗原，分别用各种胞质抗原如 MPO、PR3、BPI 等包被固相载体，然后加入待测血清，最后用酶标抗体检测结合的抗体如 MPO－ANCA、PR3－ANCA、BPI－ANCA 等。目前临床上已应用的试剂盒有特异性检测 MPO 和 PR3 的，也有同时检测多种靶抗原（ANCA 谱）的。

2. 临床意义　近年来将 Wegner 肉芽肿、显微镜下型多血管炎（microscopic polyangiitis，MPA）、Churg－strauss 综合征和坏死性新月体肾小球肾炎统称为"ANCA 相关性小血管炎"。ponca 阳性常见于显微镜下型多血管炎和 Churg－strauss 综合征患者，且其滴度高低与临床病情以及转归密切相关，但由于 ponca 针对的靶抗原较多，特异性不如 MPO－ANCA，所以有条件时推荐做 MPO－ANCA 检测。阳性则多见于 Wegner 肉芽肿患者，病情活动时阳性率可达 95%，而非活动期或缓解期为 30%～40%。因此，conca 的滴度高低对临床诊断、疗效观察以及评估预后方面均具有重要的指导意义。另外，conca 阳性也可见于少部分显微镜下型多血管炎、合征、过敏性紫癜、巨细胞动脉炎患者。总之，一般认为，ANCA 阴性可高度排除血管炎，而 ANCA 阳性特别是在急进性肾炎患者中阳性则强烈提示系统性血管炎。

除小血管炎外，ANCA 阳性还可见于抗肾小球基膜肾炎、系统性红斑狼疮、类风湿性关节炎、干燥综合征、慢性炎症性肠病、自身免疫性肝病、脉管炎和原发性硬化性胆管炎等疾病患者。而某些药物如甲巯咪唑、丙硫氧嘧啶、氯氮平等也可导致 ANCA 假阳性。

（五）抗肾小球基底膜抗体

肾小球基底膜（GBM）既包括胶原成分，也包括非胶原成分。研究发现，抗肾小球基底膜抗体针对的靶抗原主要是Ⅳ型胶原 $\alpha_3$ 链的非胶原区。抗肾小球基底膜疾病是由抗肾小球基底膜抗体介导，主要累及肾脏、肺脏的一种自身免疫性疾病。此类疾病非常凶险，临床上多表现为急进性肾小球肾炎和 Goodpasture 综合征,病情发展迅速、预后极差、病死率较高,急性肾衰竭和肺出血是最常见的死亡原因。

临床上常用的检测抗肾小球基底膜抗体方法有:间接免疫荧光法、放射免疫试验、间接血凝试验、酶联免疫吸附试验,其中间接免疫荧光法因操作简单,特异性高,应用最为广泛。

# 第二节　影像学检查

近年来,随着计算机体层摄影(computed tomography,CT)、超声(ultrasound,US)及磁共振成像(magnetic resonance imaging,MRI)等影像学技术的飞速发展,肾脏疾病的影像学诊断也有了巨大进步。影像学检查可以帮助发现和诊断绝大多数的肾脏疾病,并可以判断病变的部位、性质、大小、数目、程度等,所以在临床工作中应用非常广泛。

## 一、肾脏超声检查

超声检查相对于其他检查具有经济方便、无辐射、无创伤等优点,同时具有灰阶的切面图像,层次清楚,接近于解剖真实结构,对活动界面能做实时观察。而且,对小病灶亦有良好的显示能力,实质性脏器内 2～3mm 的囊性或实型病灶已能清晰显示。常见的超声诊断仪分为A 型、B 型、M 型和 D 型(多普勒超声),其中 B 型超声的应用最为广泛、普及。

由于肾脏是实质性脏器,且它本身的解剖结构形成了很好的声学界面,使得肾脏成为超声检查显示较好的脏器之一。

B 超下正常成人肾脏长 10～12cm,宽 5～6cm,厚 3～4cm,集合系统占肾实质影像宽径的1/2,中央无回声区小于 1cm。肾脏的纵切面多呈卵圆形,从外向内大体分为肾周脂肪层、肾实质、肾窦三部分。①肾周脂肪层:肾脏的被膜为轮廓清晰光整的强回声线影,被膜外有一层厚薄不一、回声稍低的脂肪层,最外层为肾周筋膜。脂肪层的厚度因人而异,一般 0.5～1cm,肥胖者最厚可达 2cm 左右,而瘦者脂肪层可缺乏。②肾实质:肾被膜下即为肾实质部分,包括肾皮质和髓质,呈实质性低回声,其中髓质回声更低,在髓质内可见到肾锥体回声呈尖端向内的三角形暗区,3～5 个呈放射状排列。肾皮质包绕在髓质外,并有多个肾柱伸入肾锥体之间。皮质与髓质之间可见到点状或短线状的强回声,为弓形动脉和静脉。肾实质的正常厚度为1.5～2.0cm。③肾窦:肾窦为肾脏中央部位呈密集的强光点群,由肾盂、肾血管和肾窦内脂肪等组织回声组成,其中脂肪对肾窦的强回声起主要作用。肾窦的边缘不规整,在肾门处肾窦回声与肾轮廓线相连。肾窦区有时可见裂隙状无回声区,暗区宽 0.5～0.8cm,最多可达 1cm。

## 二、肾脏 X 线检查

X 线检查具有成像清晰、对比度、清晰度较好、便于保存、价格低廉等优点,因此临床应用较广泛。关于肾脏的 X 线检查临床常用的有腹部平片、静脉尿路造影、逆行肾盂造影等,下面分别介绍。

(一)腹部平片

腹部平片又称为尿路平片(kidney ureter bladder,KUB)。主要用于排除尿路结石、钙化,以及尿路 X 线造影之前的筛查。如非急诊患者,应于前一天晚上口服缓泻剂以清洁肠道,减少气体或粪矢的干扰。摄片时多取仰卧位,摄影的范围应上起第11胸椎,下至耻骨联合水平,以保证两侧肾脏、输尿管、膀胱均在摄片范围之内。

由于肾脏周围有少量脂肪组织包绕,因此腹部平片能较好地显示两侧肾脏的大小、形态、位置。正常人两肾边缘清晰、密度均匀,外形如蚕豆,呈"八"字形位于脊柱两侧,肾上腺位于第11～12胸椎水平,下极位于第2～3腰椎之间,左肾高于右肾。正常肾脏密度均匀,如肾脏轮廓内发现致密阴影则多是结石或钙化影。大多数结石不透X线,可呈圆形、椭圆形等多种形状,少数透X线的阴性结石则需要静脉肾盂造影才能显示。

（二）静脉尿路造影

静脉尿路造影也称为静脉肾盂造影,是临床上检查泌尿系统结构和功能的常用方法,可用于评估不明原因的血尿、尿路梗阻、畸形等多种疾病。碘过敏、严重的肝肾损害、严重的心血管疾病等,均为静脉肾盂造影的禁忌证。造影前首先应做碘过敏试验,如试验阳性则不能行此检查。

具体的检查步骤如下:患者取仰卧位,造影前先摄腹部平片,然后下腹加压于脐两旁输尿管处。对成人患者,静脉注射20mL造影剂,注射完毕后1～2min摄断层片显示肾实质。然后,分别于5、15、30min分别摄取两侧肾区,每次拍片时注意让患者憋气。如两侧肾盂、肾盏显影良好,可解除腹压,使输尿管和膀胱充盈,摄取全腹平片;如显影不佳,可适当延长时间后摄片。正常情况下,1～2min后肾脏实质均匀显影,2～3min显示肾盏、肾盂,15～30min肾盏、肾盂显影最清楚。如肾脏显影延迟或不显影,表明可能存在肾功能损害。

静脉肾盂造影的主要危害是X线辐射和造影剂的肾毒性,严重时可引起急性肾衰竭。可能与肾脏微循环障碍或肾小管阻塞有关,多发生于糖尿病、多发性骨髓瘤、高尿酸血症患者。因此造影后,应鼓励患者饮水、加强水化,对24h内出现少尿或无尿者,应高度怀疑肾功能受损。

（三）逆行肾盂造影

适用于不能行肾盂造影者或多次静脉肾盂造影肾、输尿管未显影者。但尿路感染及出血属其禁忌证。具体检查方法为在膀胱镜下,将一根导管插入输尿管至输尿管肾盂内,然后注入造影剂,使肾盂、肾盏、输尿管及膀胱显影。优点是可以人为控制造影剂浓度,尿路显影清晰;能较好地观察全程尿路情况。缺点是痛苦较大,容易导致感染或损伤。

## 三、肾脏CT检查

CT检查具有图像清晰、分辨率高、可作连续扫描、无痛苦、损伤小等优点。目前,在肾脏病诊疗过程中,正逐渐成为一项重要的检查技术。肾脏CT常用于查明肾脏肿块的性质、查出X线不能显影的阴性结石、判断肾损伤的部位、范围,以及肾结核、先天性畸形的诊断。检查方法分为CT平扫、造影增强扫描等常规检查方法以及血管成像、三维重建等特殊检查方法,下面分别介绍。

（一）CT平扫

CT平扫又称为非增强扫描,一般情况下,常规先行CT平扫,必要时方行造影增强扫描。扫描时常取仰卧位,两臂上举抱头,扫描范围从肾上腺至肾下极。采用的是连续横断面扫描,扫描层距和层厚均为3～5mm,窗位L:30～50HU,窗宽W:200～400HU。

（二）造影增强扫描

造影增强扫描是指扫描前由静脉内注入水溶性有机碘造影剂后再行扫描的方法。常选的碘造影剂分为离子型和非离子型两种,应用高压注射器静脉内团注或加压快速手推团注,注射速率为 2～4ml/s,剂量 50～100mL,扫描参数与平扫相同。造影增强扫描常用于:发现平扫未显示的病变;进一步明确病变的大小以及与周边组织的关系;为疑难病例提供鉴别诊断的依据。一般在静脉注射造影剂后 15～30s 做肾脏动脉期扫描,55～100s 做肾脏实质期扫描,根据需要可在 2～5min 后做肾盂充盈期扫描。当泌尿系梗阻或肾实质病变时,可出现排泄延迟。

（三）CT 血管成像

CT 血管成像是指向静脉内注入造影剂后,行血管造影 CT 扫描的图像重建技术,可立体地显示血管影像。常用于肾动脉狭窄的诊断以及评价移植肾的血流供应。

（四）CT 三维重建

这是近年来出现的新技术,通过三维重建可获得 CT 三维立体图像,使被检查器官的影像有立体感,通过旋转而在不同方位上观察。

## 四、肾脏磁共振成像检查

MRI 能更清楚地显示肾脏,比 CT、超声具有更好的软组织对比度;MRI 比 CT 能更敏感、准确地能查明肿块的位置、大小、性质等;基本无创伤,相对于 X 线、CT 来说,具有无电离辐射的优点;造影剂无明显肾毒性。

（一）常规扫描

常规扫描又称 MRI 平扫,是指不应用造影剂,仅通过人体正常组织和病理组织本身的特性直接获得扫描图像的方法。常用序列有 $T_1WI$、$T_2WI$、水抑制、脂肪抑制等。

（二）增强扫描

增强扫描指的是从静脉注入造影剂后进行 MRI 检查的方法,此方法可以更好地显示病变,常在血管造影以及平扫难以确定病变性质时使用。

（三）磁共振血管成像（magnetic resonance angiography,MRA）

磁共振血管成像是指利用特定的磁共振技术来显示血管和血流信号的一种检查方法。血管可呈低信号和高信号两种不同表现。常用的检查方法有时间飞跃（time of fight,TOF）法、相位对比（phase contrast,PC）法和对比增强（contrast enhancement,CE）法。与数字减影相比,MRA 对肾动脉狭窄的敏感性和特异性均＞90%。

（四）磁共振水成像（magnetic resonance hydrography）

这是一种在脂肪抑制技术的基础上利用重 $T_2WI$ 将体内液体和周围组织区分开来的技术。由于尿路含水量高,故此技术非常适于显示尿路,可以清晰地显示肾盏、肾盂、输尿管,尤其对于尿路梗阻、肿瘤、造影剂过敏者、肾功能不全者、孕妇等,更为适用。

## 五、放射核素检查

放射核素检查是将具有放射性核素标记的化合物注入体内,该化合物在肾小球滤过,而不被肾小管重吸收的显像剂,用单光子发射型计算机断层显像仪（SPECT）动态采集双肾区域的放射性显像,以观察肾脏的位置、大小、形态和功能状态,供诊断疾病时参考。目前,最常用的是 $^{99m}Tc-$ 二乙烯三胺五乙酸作为显像剂,分子量约 500D,为非脂溶性制剂,其生物学特性与菊粉相似。

## 第三节　肾脏病理学检查

肾脏病理学检查在临床上应用已有近百年的历史。近年来,随着光学显微镜、透射电子显微镜、免疫电子显微镜等仪器技术的逐渐发展,肾脏病理学检查在明确诊断、指导治疗、估计预后等方面已成为一项具有显著意义的检查手段。

### 一、肾活检的分类

1.开放肾活检　在外科手术下暴露肾脏下极,直视取材并止血。取材方法有:①刀切取材。②针吸取材。③活检钳取材。开放肾活检可以多部位取材,同时取材成功率高,且有利于止血。但肉眼血尿、肾周血肿、伤口感染及动静脉瘘等并发症仍可发生,并发症的总发生率为 5%～10%。但由于该方法创伤较大,一般只在必须肾活检,而经皮肾活检有绝对禁忌证或失败的情况下,才考虑应用此方法。

2.经皮肾活检　此类方法是目前国内外最普及的肾活检方法。通常需要在 B 超定位下进行,肾穿针经背部皮肤刺入肾下极取材。一般穿刺肾脏下极外侧缘,以右肾居多,因其位置较低,方便穿刺。

### 二、肾活检适应证

凡肾脏有弥漫性损害,其病因、治疗或预后等问题尚未解决且无禁忌证者,均为肾活检的适应证。

1.肾病综合征　儿童肾病综合征多为微小病变型肾病,对激素治疗敏感,多不主张开始时做肾脏活检。如激素治疗 8～12 周效果欠佳或反复复发,怀疑病理类型转换时,才考虑做肾活检。成人肾病综合征的病因多种多样,仅 20% 的病理类型是对激素敏感的微小病变型,其余多是膜性肾病、局灶节段硬化性等为主。同时,由系统性红斑狼疮、糖尿病、肿瘤、淀粉样变等疾病所致继发性肾病综合征也较多,因此多主张开始时即做肾活检,有助于明确病因。同时,可明确病理类型,指导临床治疗,估计预后。对合并明显血尿、持续性高血压、肾功能损害者,以及经过长期治疗无效或有反复发作的患者更应及早进行。

2.急进性肾炎综合征　各种原发性和继发性肾小球肾炎均可表现为急进性肾炎综合征,因此肾活检对明确病因、病理类型、确定治疗方案以及判断远期预后很有帮助,尤其对于临床怀疑为 ANCA 阴性血管炎或狼疮性肾炎者、更应及早做肾活检。

3.不明原因的蛋白尿　尿蛋白量>1g/d,持续 6 个月以上,或伴有血尿、管型尿、肾功能下降或高血压等时,应及时做肾活检。

4.不明原因的血尿　长期持续性血尿(6 个月以上)且同时合并下列情况之一者,可考虑做肾活检。①明确的肾小球源性血尿。②血尿家族史。③伴蛋白尿或管型、高血压或肾功能损害者。

5.急性肾衰竭　对于排除了肾前性少尿、肾后性梗阻以及急性肾小管坏死,根据临床及实验室检查仍然无法确定病因者,应尽早进行肾活检,对明确病因、制订治疗方案及估测预后均有帮助。

6.结缔组织病并发肾损害　各种结缔组织病如系统性红斑狼疮、坏死性肉芽肿、混合性结缔组织疾病等并发肾脏损害的概率不同,病理类型、发展速度及预后也不一样。因此,肾活检对确定合理的治疗方案和判断远期预后均有帮助。

7.糖尿病肾病　典型的糖尿病肾病如糖尿病病史长、尿常规以蛋白尿为主,合并其他糖尿病血管或神经并发症,可不行肾活检。但如果糖尿病与肾病综合征的关系不明确或伴有血尿、肾功能急剧恶化者,均需考虑行肾活检。

8.移植肾　有下列情形之一可考虑肾活检:①严重排斥反应须决定是否切除移植肾。②肾功能明显减退原因不清时。③肾移植后出现持续蛋白尿,要确定是否为原有肾脏疾病复发或其他因素引起者。近年来有学者提倡,移植肾应定期肾活检,以及早发现亚临床型排斥反应,及早调整治疗方案。

9.重复肾活检　出现下列情形之一者,可考虑重复肾活检:①肾病综合征糖皮质激素由敏感变为不敏感,考虑可能存在病理类型转换。②肾病综合征糖皮质激素治疗无效,且在第一次活检时未能确诊者。③重症肾小球疾病如新月体性肾炎,治疗好转后应重复肾活检,有利于了解肾组织恢复情况,便于制订下一步治疗方案。④狼疮性肾炎常随全身系统性狼疮的活动或缓解出现病理类型的转换,因此有重复肾活检的必要。

### 三、肾活检禁忌证

1.绝对禁忌证

(1)明显出血倾向未纠正者。

(2)重度高血压经积极降压仍无效者。

(3)孤立肾者。

(4)患者不合作,有精神异常或严重神经官能症者。

2.相对禁忌证

(1)慢性肾衰竭,在慢性肾衰竭且肾萎缩(长径<7cm)时,肾活检临床意义小,成功率低、危险性大、易出血,所以目前仍列为穿刺的禁忌证。

(2)多囊肾或多发肾脏囊性病变,穿刺时不易得到肾实质组织,并易诱发出血,故不宜做肾活检。

(3)肾脏恶性肿瘤,为避免肿瘤扩散不宜做肾活检。

肾动脉瘤,因容易刺入血管而致大出血,故不宜做肾活检。

(4)肾脏感染性病变,上尿路感染如肾盂肾炎、肾结核或肾周脓肿,穿刺可致感染扩散,故不宜做肾活检。

(5)尿路梗阻或肾积水,无论是否合并尿路感染,均应列为肾活检禁忌。

(6)恶性高血压、严重贫血、心血管功能不稳定者,穿刺后发生出血、休克等严重并发症的机会较多,故不主张做肾活检。

(7)老年、体力衰竭、妊娠以及大量腹水、过度肥胖者均应慎重考虑。

(8)肾脏位置过高(深吸气肾下极仍达不到十二肋下)或游走肾。

### 四、肾活检并发症

1.血尿　80%~90%的患者肾脏穿刺后有镜下血尿,大部分在数小时内消失,少部分1~2天内消失。因此,镜下血尿常常不被看做并发症,无须特殊处理。肉眼血尿的发生率为3%

~16%,持续1~3天转为镜下血尿,最长可持续2~3周。

造成肉眼血尿的最常见原因是穿刺过深、位置过高或取组织过长,穿刺针误入肾盏或大血管所致。绝大多数短时间内未出现血压、脉搏、血细胞比容、血红蛋白等指标急剧变化的肉眼血尿患者,可密切观察、绝对卧床制动、加强水化治疗,无须输血或止血治疗。如患者尿色鲜红甚至伴有血块,说明肾损伤严重、出血量较大,应密切监测患者血压、脉搏、血细胞比容、血红蛋白等指标的变化,同时立即加快静脉补液速度、给予维生素K1、垂体后叶素等促进止血药物。如血红蛋白、血细胞比容下降较快,应积极输血治疗。如血压仍继续下降,则考虑选择性肾动脉栓塞止血或外科手术部分肾切除或全肾切除。

2.肾周血肿　肾周血肿的发生率较高,CT检查发现高达60%,甚至有报告达90%。但绝大多数患者仅为小血肿,无明显临床症状,可以不做特殊处理,仅以卧床制动、镇静为主,血肿可在2周左右吸收。少数并发较大血肿的患者,临床可出现明显腰痛或腹痛,伴有血压下降、血红蛋白或血细胞比容的急剧下降。此时应立即行B超检查明确血肿范围、大小,积极给予止痛、止血、输血、抗感染治疗。内科治疗仍出血不止者需手术止血,甚至切除肾脏。

3.腹痛或腰痛　肾活检后经常出现,多为持续性钝痛,程度较轻,可以耐受,通常与皮下血肿或肾周血肿有关,需卧床休息、监测生命体征变化,一般1~2天后逐渐减轻。如疼痛剧烈或突然出现腹部绞痛,则提示可能出血较多、血肿范围较大,或血凝块堵塞尿路,此时应加强镇静、止痛以及水化治疗。

4.动静脉瘘　大多数无症状,典型的临床表现为肾活检后,肾区出现血管杂音、持续性肉眼血尿、顽固性高血压、进行性心力衰竭、一侧肾脏缩小或肾功能下降。确诊需做选择性肾动脉造影。因95%以上的动静脉瘘可在3~30个月内自然愈合,故很少需特殊处理。当动静脉瘘引起顽固性高血压甚至大出血、心力衰竭时,则需行选择性肾动脉栓塞或部分或全肾切除。

5.感染　肾活检后感染的发生率通常不高,但原有肾脏感染如活动性肾盂肾炎、肾脓肿等可因穿刺而发生感染扩散。因此,此类患者列为肾活检禁忌。一旦发现术后出现发热、白细胞升高,伴或不伴尿频、尿急、尿痛,要尽早应用抗生素治疗。

6.误伤其他脏器　多见于体表解剖定位法穿刺。如肺脏、肝、脾、结肠、回肠、十二指肠、胰腺、胆囊、肾上腺、输尿管、肠系膜动脉、主动脉等。近年来应用B超实时引导定位后,此类误穿事件已很少发生。

7.输尿管梗阻　为腹膜后血肿机化压迫所致。

## 五、经皮穿刺肾活检的过程

1.向患者讲明肾活检的必要性、可能存在的风险及并发症,取得其同意后,签署知情同意书。简述肾活检的操作过程,缓解患者紧张情绪。必要时,术前应用药物镇静,并提前让患者练习呼吸配合和卧床排尿。

2.术前做B超了解肾脏的位置、大小、形态,有无肾积水或肾周脓肿。检查血尿常规、肝肾功能、出凝血时间等,了解患者血肌酐水平、有无贫血或出血倾向。同时停用一切可能影响凝血和血小板功能的药物,如肝素、阿司匹林等。对于严重肾衰竭患者,术前需行无肝素或体外抗凝透析,使血肌酐维持在较低水平。同时,注意纠正贫血,必要时查血型备血,控制血压,使之低于160/100mmHg。

3.操作步骤　患者排空膀胱,俯卧于硬板床上,腹部肋缘下垫一个5~10cm高的枕头以将肾脏顶向背侧。B超观察两侧肾脏的大小,选取体积较大且影像清晰的肾脏。一般穿刺部位选择在肾脏下极,以右肾居多,因其位置较低,便于穿刺。穿刺点消毒,通常选取双肾表面皮肤消毒(以便一侧肾脏穿刺失败后改用另侧肾脏),铺手术单,并应用2%利多卡因逐层浸润麻醉至肾脏被膜。根据穿刺针的种类不同,穿刺过程有所不同。目前,我国以用 Menghini 型穿刺针及全自动或半自动 gru－rut 型穿刺针为主。

(1)Menghini 型穿刺针:Menghini 型穿刺针长度为 11cm 左右,外径为 1.6~1.8mm,内径为 1.3~1.5mm。通常需要造成负压,利用负压吸引抽吸肾组织。一般分为人工负压和自动负压两种。人工负压需两人操作,一人抽吸注射器造成负压,一人穿刺。自动负压可单人操作。自动负压:穿刺针抵达肾包膜后,连上同步负压装置。患者屏气后,术者按动按钮,穿刺针急速刺入肾脏,同步形成负压,吸住切割的肾组织,即将负压器、穿刺针连同套管针一并拔出,穿刺结束。

(2)全自动或半自动 gru－cut 型穿刺针:本法通常采用单人操作。gru－cut 型穿刺针也由针芯和套管两部分组成,针尖的稍后方有一长约 1.5cm 的凹槽,槽的周边锋利,为切割肾组织用。穿刺时将套管针和针芯一起刺入,抵达肾脏包膜后,嘱患者屏气,开启自动装置。在其作用下,针芯先进入肾组织,使肾组织嵌入取物槽,然后套管自动快速穿入,将肾组织切下。最后连同针芯和套管一起快速拔出,取出肾组织。将取得的肾组织轻轻置于浸有生理盐水的敷料上,应用放大镜、立体显微镜或普通光学显微镜低倍镜观察,肾组织有无肾小球(肾组织外周有无小红点),确认含有肾小球后再分割肾组织,分别送普通光镜、电镜及免疫学检查。

## 六、肾活检病理在肾脏疾病诊断中的价值

规范的肾活检病理诊断由三部分组成,即光学显微镜、免疫病理及电子显微镜检查。三者从不同的角度反映肾脏病理改变的特点,各有所侧重,相互补充。光镜下先低倍、后高倍分析组织形态学变化,包括肾小球、肾小管、间质、血管的病变,结合免疫荧光及电镜作出初步诊断,结合临床及实验室资料作出最后诊断。

# 第四章　肾脏疾病常用治疗方法

根据肾脏病的病因、发病机制、病变部位、病理诊断和肾功能状态的不同,选择不同的治疗方案。治疗原则包括去除诱因、对症治疗、抑制免疫及炎症反应,防治并发症,延缓肾脏疾病的进展及终末期肾病的肾脏替代治疗。

## 第一节　药物治疗

药物在肾脏病的治疗中占有重要地位,其中某些疾病(如肾病综合征)对药物的反应直接关系到疾病的预后。肾脏病的病理生理过程也影响着药物的代谢、疗效及不良反应的发生。此外,肾衰竭患者进行的透析治疗也影响着药物的清除与代谢。下面是关于肾脏病常用药的介绍。

### 一、免疫抑制药

（一）糖皮质激素

1.作用机制　糖皮质激素是由肾上腺皮质束状带合成和分泌的一类激素的总称,其特征是具有 21 个碳原子的典型的固醇结构,其代表是皮质醇。正常人体每天皮质醇的分泌量约 20mg,由下丘脑－垂体轴(HPA)通过促肾上腺皮质激素(ACTH)控制,具有 24h 的生物节律,凌晨血浆内浓度最低,随后血浓度升高,上午 8 点左右血浓度最高。糖皮质激素作用广泛而复杂,且随剂量不同而异。生理情况下所分泌的糖皮质激素主要影响物质代谢过程,超生理剂量的糖皮质激素尚有抗炎、免疫抑制等药理作用。

2.制剂及用药选择　糖皮质激素的种类繁多,可根据半衰期不同分成短效、中效和长效三种。在肾脏病临床治疗中,最为常用的是中效糖皮质激素制剂,即泼尼松、泼尼松龙、甲泼尼龙。

3.适应证

(1)原发性肾小球疾病:微小病变肾病、局灶节段性肾小球硬化、膜性肾病、膜增生性肾小球肾炎、IgA 肾病、系膜增殖性肾炎和新月体肾炎。

(2)继发性肾小球疾病:狼疮性肾炎、系统性血管炎肾损害、干燥综合征、类风湿性关节炎、紫癜性肾炎等。

(3)肾小管间质疾病:包括特发性间质性肾炎、系统性红斑狼疮和干燥综合征等所致小管间质性肾炎、药物引起的小管间质肾炎等。

4.禁忌证及注意事项

(1)有以下情况一般不使用糖皮质激素,包括活动性消化性溃疡、肝硬化和门脉高压引起的消化道大出血、新近接受胃肠吻合术。

(2)有以下情况时,使用糖皮质激素应严格掌握指征,用药过程中密切随访,及时防治副作用,包括严重感染(病毒、细菌、真菌和活动性结核等),严重的骨质疏松,严重糖尿病,严重高血压,精神病,青光眼及病毒性肝炎。

5.用法用量

(1)口服用药:成人口服剂量一般不超过 1mg/kg 泼尼松(龙)(最大剂量不超过 80mg/d)或甲泼尼龙 0.8mg/(kg·d)。建议清晨一次顿服,以最大限度地减少对 HPA 轴的抑制作用。逐步减量,减量时也可采取隔日清晨顿服。

(2)静脉用药:严重水肿时,因胃肠道水肿影响糖皮质激素的吸收,可采用静脉用药。病情严重时,也可应用甲泼尼龙静脉冲击治疗,剂量 0.5～1.0g/d,连用 3 天,必要时重复 1～2 个疗程。

6.疗效判断　在肾病综合征时,根据应用激素后患者蛋白尿量的变化判断治疗反应。

(1)激素敏感:足量泼尼松(龙)1mg/(kg·d)或甲泼尼龙 0.8mg/(kg·d)治疗 8 周内连续 3 天尿蛋白<0.3g/24h。局灶节段性肾小球硬化患者对糖皮质激素的治疗反应较慢,判断激素疗效的时间可延长到 16 周。

(2)激素依赖:激素治疗有效,激素减量过程中或停药后 2 周内复发,连续 2 次以上。

(3)激素抵抗:使用足量泼尼松(龙)1mg/(kg·d)或甲泼尼龙 0.8mg/(kg·d)8 周无效,局灶节段性肾小球硬化的判断时间应延长为 16 周。

7.不良反应　皮质激素的副作用取决于剂量和时间。一般大剂量或长期应用易出现副作用。主要副作用如下:

(1)库欣综合征改变:满月脸、水牛背等。

(2)心血管系统:高脂血症,高血压,动脉粥样硬化,血栓形成。

(3)中枢神经系统:行为、认知、记忆和精神改变。

(4)胃肠道系统:胃肠道出血,胰腺炎,消化性溃疡。

(5)免疫系统:免疫力低下,易患感染尤其是重症感染。

(6)皮肤:萎缩,伤口愈合延迟,红斑,多毛,口周皮炎,糖皮质激素诱发的痤疮、紫纹和毛细血管扩张等。

(7)骨骼肌肉系统:骨坏死,肌萎缩,骨质疏松症,长骨生长延缓。

(8)眼:白内障,青光眼。

(9)内分泌与代谢系统:对内源性垂体－下丘脑轴的抑制导致肾上腺萎缩和肾上腺皮质功能低下,长期服用超生理剂量的糖皮质激素不可突然停药,否则会发生肾上腺危象。此外,还可有类固醇性糖尿病、水钠潴留、低钾血症等。

(10)生殖系统:青春期延迟,胎儿发育迟缓,性腺功能减退等。

(二)环磷酰胺

1.作用机制　为氮芥与磷酰胺基结合而成的化合物,是临床常用的烷化剂类免疫抑制剂。可用于治疗各种自身免疫性疾病,能抑制细胞增殖,非特异性杀伤抗原敏感性小淋巴细胞,限制其转化为免疫母细胞。

2.制剂及用药选择　分口服与静脉两类剂型,均可供选用。环磷酰胺水溶液仅能稳定2～3h,最好现配现用。

3.适应证

(1)原发性肾小球疾病:糖皮质激素抵抗或依赖的难治性肾病综合征。

(2)继发性肾小球肾炎:狼疮肾炎、系统性血管炎肾损害、难以控制的过敏性紫癜、紫癜性肾炎等疾病。

4.禁忌证及注意事项

(1)下列情况应慎用:骨髓抑制、有痛风病史、肝功能损害、感染、肾功能损害、肿瘤细胞浸润骨髓、有泌尿结石史、以前曾接受过化疗或放射治疗。

(2)用药期间须定期检查白细胞计数及分类、血小板计数,肾功能,肝功能(血清胆红素、谷丙转氨酶)及血清尿酸水平。

(3)用药期间补液、碱化尿液可防治不良反应。

5.用法用量　剂量为100mg/d,分1～2次口服,或200mg隔日静脉注射1次,或1.0g静脉滴注,每月1次。累积量≤150mg/kg。

6.不良反应

(1)骨髓抑制为最常见的不良反应,严重程度与剂量有关。

(2)出血性膀胱炎,大量补液或应用美司钠可避免,也可致膀胱纤维化。

(3)生殖系统毒性,如停经或精子缺乏,妊娠初期给药可致畸胎。

(4)长期应用可产生继发性肿瘤。

(5)少见的副作用有发热、过敏、皮肤及指甲色素沉着、黏膜溃疡、谷丙转氨酶升高、荨麻疹、口咽部感觉异常或视力模糊等。

(三)环孢素(CsA)

CsA为选择抑制辅助性T细胞及细胞毒效应T细胞,已作为二线药物用于治疗激素及细胞毒药物无效的难治性肾病综合征。常用量为一日3～5mg/kg,分2次空腹口服,服药期间需监测并维持其血浓度谷值为100～200ng/mL。服药2～3个月后缓慢减量,疗程半年至1年。副作用有肝肾毒性、高血压、高尿酸血症、多毛及牙龈增生等。停药后易复发是该药的不足之处。

(四)他克莫司

他克莫司又称FK-506,该药物和体内FK-506结合蛋白(kbps)相结合形成复合物,抑制钙调磷酸酶,从而抑制T细胞钙离子依赖型信息传导,抑制细胞毒性淋巴细胞的生成。该药物作为强抗排斥药物,用于肝、肾等器官移植患者。目前已试用于难治性肾病综合征,常用诱导剂量为一日4～6mg,分2次空腹服用,持续半年。常用维持剂量为一日2～4mg,分2次空腹服用,维持时间为半年。血药浓度应维持在5～10ng/mL,副作用相对较轻,但可引起感染、消化道症状(如腹泻、恶心、呕吐)、肝功能损害、高血糖和神经毒性(如头痛、失眠、震颤)等不良反应。

(五)霉酚酸酯(MMF)

MMF在体内代谢为霉酚酸,后者为次黄嘌呤单核苷酸脱氢酶抑制剂,抑制鸟嘌呤核苷酸的经典合成途径,故而选择性抑制T、B淋巴细胞增殖及抗体形成达到治疗目的。该药对部分难治性肾病综合征、狼疮肾炎、系统性小血管炎肾损害有效。常用量为一日1.5～2g,分2

次口服,共用 3～6 月,减量维持半年。副作用较少,已有偶见严重贫血和个例(多见于肾功能损伤者)应用后导致严重感染的报道,应引起足够重视。

(六)硫唑嘌呤

硫唑嘌呤为巯嘌呤(6－MP)的衍生物,在体内分解为巯嘌呤而起作用。能通过抑制 DNA 的合成,抑制淋巴细胞的增殖,产生免疫抑制作用。可用于难治性肾病综合征、系统性红斑狼疮、系统性血管炎和其他自身免疫性结缔组织病所致肾脏损害。成人常用量一次 100mg,一日 1 次。病情缓解后一次 50mg,一日 1 次。小儿常用量,一次按体重 1～3mg/kg,一日 1 次。不良反应包括骨髓抑制,肝毒性,厌食、恶心、呕吐等消化系统症状,偶可致胰腺炎,对精子及卵子有一定损伤,可继发感染、脱发、黏膜溃疡、腹膜出血、视网膜出血、肺水肿等。

(七)来氟米特

来氟米特是一种具有抗增殖活性的异唑类免疫调节剂,其作用机制主要是抑制二氢乳清酸脱氢酶的活性,从而影响活化淋巴细胞的嘧啶合成。可用于难治性肾病综合征,系统性红斑狼疮、系统性血管炎和其他自身免疫性结缔组织病所致肾脏损害。成人常用量,一日 20～50mg,一次口服,连续 3 天后,维持量一日 10～20mg,一次口服。不良反应包括胃肠道症状,肝酶升高,骨髓抑制,其他还有脱发、乏力、血压升高、头晕、皮疹、瘙痒、呼吸道感染等。

(八)雷公藤总苷

雷公藤总苷为卫矛科植物雷公藤根芯的提取物,具有抗炎、免疫抑制、抗肿瘤等多种药理活性。研究显示该药能抑制肾小球系膜细胞增生的作用,并能改善肾小球滤过膜通透性、减少蛋白尿。主要用于原发或继发性肾小球肾炎的二线治疗。按体重每日 1～1.5mg/kg,分 3 次饭后服用,可配合激素应用。主要副作用为性腺抑制、肝功能损害及外周血白细胞减少等,及时停药后可恢复。

## 二、降压药

(一)血管紧张素转换酶抑制剂(angiotension converting enzyme inhibitor,ACEI)

ACEI 能抑制血管紧张素Ⅰ转换成血管紧张素Ⅱ(AngⅡ),同时还作用于缓激肽系统,抑制缓激肽降解,从而扩张血管,降低血压,保护靶器官功能。主要适应证是高血压患者的降压治疗,尤其适用于糖尿病肾病的高血压治疗。对于无高血压的肾脏病患者也可应用 ACEI,可通过减轻肾小球内高压力、高灌注及高滤过,改善肾小球滤过膜选择通透性、减少肾细胞外基质蓄积等机制,减轻蛋白尿、抗肾小球硬化及肾间质纤维化、延缓慢性肾脏病进展。禁忌证为妊娠、高钾血症、双侧肾动脉狭窄、有血管神经性水肿史者。常用的药物有卡托普利、依那普利、贝那普利、赖诺普利、雷米普利、培哚普利、福辛普利、咪达普利、西拉普利等。用药时均需从小量开始应用,逐渐加量至起效,应同时限制盐摄入量。常见的不良反应有长期干咳,皮疹,上呼吸道症状(鼻炎),明显的低血压和肾脏损害,消化道症状(恶心、呕吐、腹泻、腹痛),肝功能损害,高钾血症,血钠降低,血液异常(粒细胞减少),头痛,头晕,乏力,味觉异常等。偶见血管神经性水肿。其中干咳的发生可能与激肽酶被抑制,缓激肽及前列腺素浓度增高有关,患者多可耐受,严重者应停用。用药开始两个月 ecr 轻度上升(升幅≤30%)为正常反应,不必停药。用药过程中 ecr 上升过高(升幅>30%～50%)为异常反应,提示肾缺血,此时应停用。同时,努力寻找肾缺血病因(如同时应用非甾体抗炎药、有效血容量不足等)并设法解除。若肾缺血能纠正且 ecr 恢复至用药前水平,则可再用 ACEI,否则不宜再用。高血钾与醛固酮被抑制有关,肾功能不全时尤易发生,血钾过高应立即停用 ACEI 并按高钾血症处理原则及时治疗。

（二）血管紧张素Ⅱ受体拮抗剂（angiotensin Ⅱ receptor blocker,ARB）

该药在降血压、靶器官保护、减少蛋白尿、延缓慢性肾脏病进展等方面的作用机制与 ACEI 相似,作为受体拮抗剂阻断肾素－血管紧张素醛固酮系统,更具特异性,安全性和耐受性更好,不良反应发生相对较少。ARB 的适应证、禁忌证与 ACEI 基本相同,特别适合于不能耐受服 ACEI 而咳嗽的高血压患者。常用的药物有氯沙坦、缬沙坦、厄贝沙坦、替米沙坦、坎地沙坦、奥美沙坦等,以及 ARB 复方制剂与规格,如氯沙坦/氢氯噻嗪、厄贝沙坦/氢氯噻嗪、缬沙坦/氢氯噻嗪片等。

（三）钙通道阻滞剂（calcium channel blockers,CCB）

CCB 分为二氢吡啶类和非二氢吡啶类。可通过阻断心肌和血管平滑肌细胞膜上的钙离子通道,抑制细胞外钙离子内流,使细胞内钙离子水平降低而引起心血管等组织器官功能改变的药物。对心脏的作用,主要是抑制心肌去极化过程中第二时相钙离子内流,降低细胞内钙,减弱心肌收缩力,降低心肌氧耗量。同时抑制窦房结和房室结的钙内流,使窦房结自律性下降,房室传导减慢,心室率降低。对血管主要是扩张动脉平滑肌,降低外周阻力,从而起到降压作用。降压治疗一般选择二氢吡啶类 CCB。常用的药物有硝苯地平、氨氯地平、尼莫地平、尼卡地平、尼群地平、尼索地平、非洛地平、贝尼地平、拉西地平等。不良反应包括直立性低血压、心动过速、头痛、颜面潮红、多尿、便秘、胫前及踝部水肿、皮疹和过敏反应等。

（四）β肾上腺素能受体拮抗剂

基本药理作用为阻断儿茶酚胺对β肾上腺素受体的兴奋作用。β受体至少分为三种亚型,即$\beta_1$、$\beta_2$、$\beta_3$受体。其中$\beta_1$受体主要存在于心脏、肾脏,而$\beta_2$受体主要存在于血管平滑肌、肺支气管、肝脏内,心肌内也存在大量$\beta_2$受体。不同的β受体拮抗剂对$\beta_1$或$\beta_2$受体的拮抗具有相对选择性。此外,某些化合物具有内在拟交感活性,某些具有膜稳定作用。这种药理学特性上的差别决定了β受体拮抗剂的分类和其治疗特性。目前临床上用于降压治疗的主要是选择性$\beta_1$受体拮抗剂和非选择性β/α受体拮杭剂。比索洛尔对$\beta_1$受体的选择性约为对$\beta_2$受体选择性的 120 倍,美托洛尔约为 75 倍。卡维地洛对$\beta_1$受体的选择性约为对$\beta_2$受体选择性的 7 倍,而为对$\alpha_1$受体选择性的 2～3 倍,其具有中度血管扩张作用。药物有减慢心率、减轻心肌收缩力、增加气道阻力等不良反应,长期治疗后突然停药可发生撤药综合征,表现为高血压、心律失常和心绞痛恶化,与β肾上腺素能受体敏感性上调有关。禁忌证包括急性心力衰竭、支气管哮喘、病态窦房结综合征、房室传导阻滞和外周血管病等。

## 三、利尿剂

利尿剂是直接作用于肾脏,增加水及电解质排泄、使尿量增多的药物。临床上主要用于治疗水肿和降压治疗,常见的不良反应有电解质紊乱、低血容量等。根据其作用部位、化学结构及作用机制分为以下四类:

（一）噻嗪类利尿剂

噻嗪类利尿剂作用于远曲小管近端和髓袢升支远端,抑制该处 $Na^+$ 重吸收。利尿作用强度中等。肾小球滤过率低于 30mL/min 时,利尿作用明显受限,因而不适合治疗严重心力衰竭(肾血流量明显减少)或伴慢性肾功能不全的患者。但美托拉宗与氢氯噻嗪等制剂不同,利尿作用在肾功能减退时也不减弱,作用部位除远曲小管和髓袢升支远端外,可能还作用于近曲小管,利尿期长,一次剂量可维持利尿作用 12～24h。与呋塞米联用,利尿效果极佳。对伴肾功能不全的患者,非常有效。临床上最常用的为氢氯噻嗪,此外还有环戊噻嗪、苄氟噻嗪等。氯噻酮、美托拉宗在化学结构上与噻嗪类不同,但药理作用相似,一般也归为此类。长期服用噻嗪类利尿剂还可能并发高尿酸血症、高脂血症和糖耐量降低等。

(二)袢利尿剂

袢利尿剂作用于髓袢升支粗段,抑制该处 $Cl^-$ 和 $Na^+$ 的重吸收,使到达远端小管的尿液含 $Na^+$ 量高,大量 $Na^+$ 与水排出体外,利尿作用强,为高效能利尿药。袢利尿剂的利尿效应与单剂剂量密切相关,在未达到其最高极限前,剂量愈增大,利尿作用愈强。肾小球滤过率很低时,给予大剂量(如呋塞米 500～1000mg)仍有促进利尿的效果。静脉注射的效果优于口服。大剂量袢利尿剂可能引起耳聋,大多可逆,少数不能恢复。临床上常见的药物有呋塞米、依他尼酸、布美他尼、吡咯他尼、阿佐塞米、托拉塞米。

(三)保钾利尿剂

保钾利尿剂作用于远曲小管远端 $Na^+-K^+$ 交换段,对抗醛固酮促进 $Na^+-K^+$ 交换的作用,或直接抑制 $Na^+-K^+$ 交换,增加 $Na^+$ 排出而减少 $K^+-H^+$ 分泌与排出。利尿作用弱,大多与上述两类利尿剂联合应用,以加强利尿效果并预防低钾血症。不宜与氯化钾联用,肾功能不全者慎用。保钾利尿剂一般不与 ACEI 合用,以免引起高钾血症。主要有螺内酯、氨苯蝶啶、阿米洛利。螺内酯长期服用可致男子女性型乳房、阳痿、性欲减退和女子月经失调。

(四)碳酸酐酶抑制剂

主要有乙酰唑胺、双氯非那胺、醋甲唑胺等,利尿作用弱。目前,主要用于治疗青光眼,以降低眼压。

## 四、促红细胞生成素

人体中的促红细胞生成素主要由肾脏的氧感受器受缺氧刺激后产生,由皮质肾单位的肾小管周围毛细血管内皮细胞或成纤维细胞合成,也可由肝脏、巨噬细胞、有核红细胞产生。然而,这些肾脏外的产生量不足总产生量的 10%～15%。促红素(repo)能够促进红细胞在骨髓的生成,是治疗肾性贫血的主要药物。慢性肾脏病患者血红蛋白<100～110g/L 即可开始使用 repo 治疗,一般初始每周 50～150U/kg,皮下或静脉注射,每周 2～3 次。开始应用 repo 后 2～4 周,若血细胞比容(HCT)上升<2 个百分点,则加量 25%～50%。若治疗 4 周后,HCT 上升>8 个百分点或者超过目标值,则减量 25%。靶目标通常为血红蛋白 110～120g/L,HCT 在 30%～36%。在维持达标的前提下,后每月调整用量,适当减少 repo 用量。如发生促红素抵抗,即在体内铁储备充足的情况下,静脉用每周 450U/kg 或皮下用每周 300U/kg 的 repo 治疗 4～6 个月,HCT 未达到或不能维持目标值(33%～36%)时,应注意查找原因。如铁缺乏、感染与炎症、透析不充分、铝中毒、甲状旁腺功能亢进、恶性肿瘤、失血等。应用 repo 时同时应补充铁剂、维生素 $B_{12}$ 等造血原料。药物常见的副作用包括高血压、血栓、某些肿瘤的发生。

### 五、活性维生素 $D_3$

活性维生素 $D_3$ 即[1,25—二羟维生素 $D_3$]，是维生素 $D_3$ 在体内经肝脏及肾脏羟化修饰后的活性形式，具有调节钙磷代谢的功能。活性维生素 $D_3$ 用于慢性肾脏病甲状旁腺功能亢进、矿物质和骨代谢异常治疗的适应证为 CKD3、4、5 期的患者，血浆 PTH 超过目标范围。治疗前纠正钙、磷水平异常，使 $Ca \times P < 55mg^2/dL^2$ （$4.52mmol^2/L^2$）。PTH 及钙磷的目标值见表 4—1。

表 4—1  PTH 及钙磷的目标值

| 分期 | PTH 目标范围 | Ca * 的目标范围 | P 的目标范围 |
|---|---|---|---|
| 3 期 | 35~70pg/mL (3.85~7.7pmol/L) | 8.4~9.6mg/dL (2.10~2.37mmol/L) | 2.7~4.6mg/dL (0.87~1.49mmol/L) |
| 4 期 | 70~110pg/mL (7.7~12.1pmol/L) | 同上 | 同上 |
| 5 期 | 150~300pg/mL (16.5~33pmol/L) | 8.4~10.2mg/dL * * (2.10~2.54mmol/L) | 3.5~5.5mg/dL (1.13~1.78mmol/L) |

* 血钙应以矫正钙浓度为标准

矫正钙＝血清总 Ca＋0.8×（4－白蛋白浓度 g/dL）

* * CKD5 期患者血 Ca，P 浓度应尽量接近目标值的低限为佳

对于 CKD3、4 期轻度继发性甲旁亢患者或 CKD5 期中重度继发性甲旁亢维持治疗阶段，可采用小剂量持续疗法，即 $0.25~0.5\mu g$，每天 1 次，口服。

对于 CKD5 期中重度继发性甲旁亢患者或小剂量持续治疗无效的 CKD3、4 期患者，采用大剂量间歇疗法（冲击疗法）PTH（300~500）pg/mL 时，给予 $1~2\mu g$，每周 2 次；PTH（500~1000）pg/mL，$2~4\mu g$，每周 2 次；PTH＞1000pg/mL 时，$4~6\mu g$，每周 2 次。

### 六、复方 α—酮酸

药物本身不含有氨基，在体内可利用非必需氨基酸的氮转化为氨基酸，因此可减少尿素合成，尿毒症毒性产物的蓄积也减少。配合低蛋白饮食，可减少氮的摄入，同时可避免因蛋白摄入不足及营养不良引起的不良后果。成人患者需要一日 40g 的蛋白饮食，肾小球滤过率低于 25mL/min 患者，不超过一日 40g 的蛋白饮食，可长期服用。用药期间定期监测血钙水平，并且注意调整用量。用法为成人一次 4~8 片，一日 3 次，用餐期间整片吞服。

# 第二节  肾脏替代治疗

### 一、肾脏替代治疗的适应证

肾脏替代治疗的方式有血液透析、腹膜透析和肾移植，血液透析和腹膜透析各有其优缺

点,临床应用时应根据患者的不同情况进行选择,并可相互补充。

(一)急性肾损伤

严重的高钾血症、严重代谢性酸中毒、药物治疗无效的容量负荷过重、心包炎和严重脑病等尿毒症毒素刺激征状,都是肾脏替代治疗的指征;可选择腹膜透析(peritoneal dialysis,PD)、间歇性血液透析(intermittent he-modialysis,IHD)或连续性肾脏替代治疗(continuous renal replacement therapy,CRRT)。急性肾衰竭的肾脏替代治疗方法,首选血液透析,至今尚无足够资料提示 IHD 更好还是 CRRT 更好。但在血流动力学不稳定的患者使用 CRRT 较为安全。腹膜透析适用于血流动力学不稳定、血管通路不良以及没有 IHD 或 CRRT 设备的情况。但因其透析效率较低且有发生腹膜炎的危险,在重症 ARF 已少采用。

(二)慢性肾脏病

当 GFR<10mL/min 并出现明显的尿毒症症状,或者血压和水肿难以控制、营养状况开始恶化时就应当开始肾脏替代治疗,建议在 GFR<6mL/min 前开始替代治疗。糖尿病肾病患者应更早一点开始透析(GFR<15mL/min)。需要注意的是,透析仅能替代肾脏的一部分排泄功能(如对小分子溶质的清除约相当于正常肾脏的 15%),而不能替代内分泌和代谢功能。因此,在透析的同时仍需进行药物治疗。一般来说选择肾移植的患者,应先做一段时间的透析,待病情稳定并符合相关条件后可考虑接受肾移植手术。肾移植患者若移植肾成活,可替代病肾大部分功能,患者生活质量较高。

## 二、腹膜透析

腹膜透析具有简单、方便、相对价廉的优点,患者在家中就可进行操作,因此获得了广泛的应用。但同时也存在腹膜炎及其他非感染性并发症,下面对其进行简单介绍。

(一)腹膜透析的原理

腹膜透析是指通过腹膜这层天然的生物半透膜,依赖弥散和过滤作用,以清除体内过多的水分和毒素的过程。腹透液中通常含有钠、氯、乳酸盐及提供渗透压所需的高浓度葡萄糖。ESRD 患者血液中存在高浓度的肌酐、尿酸及其他尿毒症毒素。两者通过腹膜进行物质交换,从而达到清除水分和代谢废物、补充碱基的作用。

(二)相对禁忌

大多数终末期肾衰竭患者都可选择腹膜透析,但也有一些相对禁忌。包括:广泛肠黏连及肠梗阻;腹部皮肤广泛感染无法置管者;腹部大手术 3 天以内,腹部有外科引流管,严重呼吸系统或腰椎疾病;腹腔内血管疾患;晚期妊娠或腹内巨大肿瘤、多囊肾;高分解代谢者;长期不能摄入足够的蛋白质及热量者;疝未修补者;不合作者或有精神病。

(三)腹膜透析管及置管术

1.腹透管　腹透管与腹腔相连,是腹透液进出腹腔的通道。目前应用较多的是硅胶材料制成的 Tenckhoff 管,分为单涤纶套管和双涤纶套管。其中双涤纶套管包括出口处和腹膜处两个涤纶套,较单涤纶套管能更好地封闭隧道,稳固导管,减少感染机会。两个涤纶套将腹透管分为腹外段、隧道段和腹内段三部分。根据管末端的形状,Tenckhoff 管又可分为直管和卷曲管。卷曲管末端为一螺旋状带小孔的导管,优点是置管后移位发生率低,并减少腹透液进入腹腔时的疼痛。

2.腹透管的置入有三种基本的置管方式。

(1)穿刺法:使用穿刺套针和导丝在床旁进行置管,适用于急性暂时腹透患者。其优点是快速完成、切口小、可以马上使用。缺点是盲插容易损伤内脏和血管,发生腹透液渗漏和引流不畅的概率也较高。

(2)腹腔镜法:用腹腔镜置管也有快速、切口小、可以立刻使用的优点,但要求医师操作技术熟练。

(3)手术法:分为标准手术法和改良手术法,优点是导管定位准确,内脏损伤小,但操作耗时长,切口较大。

3.腹透管的拔除　下列情况下需要拔除腹透管:

(1)皮下隧道内难以控制的化脓性感染。

(2)难以治愈的透析管出口处感染。

(3)不能纠正的透析管流通障碍。

(4)真菌性或结核性腹膜炎。

(四)腹膜透析的方式

维持性腹膜透析主要有两种方式,即持续性不卧床腹膜透析(continuous ambulatory peritoneal dialysis,CAPD)和自动化腹膜透析(automated peritoneal dialysis,APD),选择时要综合治疗效果、患者的生活方式、能否自行透析及家庭和社会的支持等因素考虑。

1. CAPD　装置包括透析液、连接管道和腹透管,其特点是简单易行,不需特殊的仪器设备,费用相对较低,是目前使用最为广泛的一种透析方式。CAPD 的腹透液持续留在患者的腹腔中,利用重力流入和流出腹腔,每次使用的容量根据患者的承受能力从 1L 至 2.5L 不等。容量越大,透析效果越好。目前,我国使用的标准容量为 2L。腹透液每 6h 更换一次,每天4 次。

2. APD　APD 与 CAPD 不同的是其使用机器进行操作而不是人工操作,装置包括自动循环机、连接导管和腹透液。根据透析方案不同,又可分为持续循环腹膜透析(continuous cyclic peritoneal dialysis,CCPD)和夜间间歇性腹膜透析(night intermit tentperitoneal dialysis,NIPD)。CCPD 时,晚上将连接管与自动循环机相连,整个夜间交换 3～4 次,早晨在腹腔中放入最后一袋腹透液后,脱离循环机,患者白天可自由活动。腹腔中留有腹透液,称为"湿腹"。NIPD 则是在夜间循环结束后,清晨放出所有透析液后与机器分离,白天时患者处于"干腹"状态。由于 NIPD 只是在夜间进行透析,因此水分和毒素的清除率低于 CCPD,但部分患者不能耐受"湿腹"(出现渗漏、疝等),适合采用此种方案。

(五)腹膜透析充分性

1.腹膜透析充分性的定义　理想化的充分透析是指尿毒症患者经过透析治疗后,生活质量提高、无并发症,患病率、病死率及预期寿命等同于未患肾脏疾病的健康人群。尽管目前对充分透析尚无确切的定义,但一般认为充分透析应包括如下含义:①透析剂量足够或透析剂量满意。②一定透析剂量时患者的死亡率和发病率不会增高,再增加剂量死亡率和发病率也不会下降,低于此剂量则死亡率和发病率均会增高。③透析后的患者身心安泰、食欲良好、体重增加、体力恢复、慢性并发症减少或消失,尿毒症毒素清除充分。

2.腹膜透析充分性评估和标准　①毒素蓄积症状:没有恶心、呕吐、失眠、下肢不适等。②水分蓄积症状:没有高血压、心力衰竭、水肿等。③营养状况:人血白蛋白 35g/L、主观综合性营养评估(subjective global assessment,SGA)正常、无明显贫血、饮食蛋白摄入好等。④酸碱、电解质平衡:没有酸中毒和电解质紊乱。⑤钙磷代谢平衡:钙磷乘积 $2.82\sim4.44mmol^2/L^2$,iPTH 在 $150\sim200pg/mL$ 范围内。⑥每周总的肌酐清除率(Ccr)和总的每周 Kt/V 测定,代表了小分子溶质的清除,是腹膜清除率及残肾清除率的总和。总 Kt/V 推荐在 $1.5\sim1.7/$周以上,总 Ccr 在 $40\sim50L/(W\cdot1.73m^2)$ 以上。

检查频率为透析开始后的 1 个月和以后的每 6 个月测定一次,包括总 Kt/V、Ccr,白蛋白、血细胞比容和血红蛋白、SGA、钙磷及 iPTH 等指标。如果患者有残余肾功能,则应每 2 个月测定一次残肾 Kt/V 和 Ccr,以便及时调整透析处方,直到残肾 Kt/V<0.1。

(六)腹膜透析的早期并发症

1.出血　多为术中切开部位出血流入腹腔所致,用透析液反复冲洗后逐渐变淡、消失;若出血持续不止,应考虑到术中止血不仔细,须切开重新缝合。

2.渗漏　多见于老年、肥胖和腹壁松弛的患者,也可由于置管后立即透析所致,分为腹壁渗漏和管壁渗漏。腹壁渗漏时可见引流出的渗透液低于灌入量,腹壁可见膨出,站立时腹壁不对称。提前置管可预防渗漏,一般置管 10 天后再进行腹透时,发生渗漏的机会较少。此前若需透析,可临时选择血液透析。若发生渗漏应排空腹腔,停止腹透至少 $24\sim48h$,用血透进行过渡。不能血透的患者,应改为小容量间断透析,或改用 APD。应用各种方法仍有渗漏者,应重新置管。

3.堵管　引起腹透管堵塞的常见原因有肠管压迫堵塞、血凝块或纤维蛋白凝块堵塞、网膜包裹、腹腔内肠管黏连、导管扭曲等。根据不同原因采取导泻、肝素或尿激酶冲管、重新置管等。

4.移位　腹透液入液顺畅而流出受阻时应考虑导管移位,腹部平片下可见导管末端移出真骨盆腔。预防移位的方法是使用末端卷曲的鹅颈管,用直管应避免使导管出口向下。发生导管移位后可试用在 X 线下用导丝进行复位,失败后不应再试,应进行腹腔镜或手术重新置管。

5.腹痛　一般是由于灌液过快,对肠管产生强大的冲击力或引流结束时对肠管的抽吸作用。在开始透析时,应尽量放慢入液速度,引流时也可适当保留少量腹透液在腹腔内,患者数周后患者即可适应,疼痛减轻或消失。此外,温度过高、高糖透析液、pH 过低等也可刺激腹膜引起疼痛,应注意避免这些因素。

6.呼吸功能不全　腹腔内灌液后压力升高,膈肌上抬,在已有肺部疾病的患者容易发生呼吸功能不全。肺换气障碍又可导致炎症。因此应注意加强护理,多做深呼吸,治疗呼吸系统原发病和控制感染。

7.胸腔积液　见于先天性胸膜—膈肌裂孔者,于腹膜透析后数日出现呼吸困难、胸腔积液。大量积液者应立即放出腹透液、抽吸胸腔积液。于胸腔内注入 50% 葡萄糖或纤维黏合剂有助于胸膜—膈肌裂孔黏连闭合,无效者更改肾脏替代治疗方式。

8.其他　尿毒症腹膜透析患者还可并发水、电解质紊乱,心血管系统并发症,高血糖或低血糖,急性胰腺炎等。

(七)腹膜透析的慢性并发症

1.皮肤出口和隧道感染

(1)诊断:皮肤出口感染指导管出口处出现脓性分泌物,伴或不伴透析管周围红肿。可根据临床性状对外口进行评分,具体评分方法见表4—2。

表4-2 腹膜透析外出口处评分体系

| | 0分 | 1分 | 2分 |
|---|---|---|---|
| 肿胀 | 无 | 仅限出口,<0.5cm | >0.5cm 和(或)隧道 |
| 痂 | 无 | <0.5cm | >0.5cm |
| 发红 | 无 | <0.5cm | >0.5cm |
| 疼痛 | 无 | 轻微 | 严重 |
| 分泌物 | 无 | 浆液性 | 脓性 |

出口处评分≥4 认为有感染,单有脓性分泌物一项即可诊为感染,1~4 分表示可能感染。外口感染的常见病原菌包括金黄色葡萄球菌、表皮葡萄球菌、铜绿假单胞菌和肠道杆菌,也可见真菌感染。隧道感染表现为隧道表面皮肤充血、水肿并有明显的触痛,隧道周围存在蜂窝织炎,可从外口自行溢出或经按压后溢出血性或脓性分泌物。隧道感染有时表现隐匿,腹透管隧道超声检查可提高诊断阳性率。

(2)治疗:应先做局部涂片和病原菌培养,结果出来前先行经验性治疗,选用能覆盖金葡菌的抗生素。如以往有铜绿假单胞菌感染史,应选用对该细菌敏感的抗生素。待培养出结果后,再根据培养的致病菌选用敏感的抗生素。单纯的皮肤脓肿,不伴脓肿性分泌物则用高渗盐水纱布覆盖,莫匹罗星软膏治疗一般有效。若合并脓性分泌物,则应对分泌物进行细菌培养和药敏试验。如为革兰氏阳性菌感染,可口服青霉素,或一代头孢菌素。在耐甲氧西林的金葡菌感染时使用万古霉素,但要注意避免万古霉素的滥用,以免耐药菌株出现,如果经过适当治疗1周,患者的症状无改善,可加用利福平 600mg/d 口服。若培养结果为革兰氏阴性菌感染,应根据药敏结果进行治疗。铜绿假单胞菌感染治疗比较困难,通常要求使用两种抗生素联合治疗并延长治疗时间。首选口服喹诺酮类,若感染愈合缓慢,可腹腔给予头孢他啶联合治疗。若发生隧道感染,常常会进一步加重导致腹膜炎,局部换药和抗生素治疗2周无效应拔管。如能早期切除外涤纶套,同时配合抗生素治疗,可提高腹透管的存活率。

2.腹膜炎 腹膜炎是腹膜透析的常见并发症,也是导致腹膜透析患者反复住院,透析失败乃至死亡的主要原因。

(1)病因及感染途径:以往腹膜炎多由革兰氏阳性球菌引起。但随着透析管路的改进,革兰氏阴性菌引起的腹膜炎所占比例越来越高。在许多透析中心已是引起腹膜炎的最常见的致病菌。真菌性腹膜炎不多见。

(2)腹膜炎的临床表现:取决于致病菌的毒力和数量、是否同时存在透析管感染、腹腔的局部防御功能等因素。透析液变浑浊是最早出现和最常见的临床表现(占 95%),透出液中细胞数 >50 个/mm³ 可见轻度混浊,透出液中细胞数 >100 个/mm³ 可见明显混浊。腹痛是腹膜炎的常见症状,多为急性发作。开始时为轻度、局限性,若不加控制,腹痛逐渐加剧漫及全腹,也有部分患者腹痛不明显,此时应注意鉴别。大约 1/5 的患者可有便秘或腹泻。腹膜炎的症状和体征均无明显特异性,临床一旦怀疑应进行腹透液检查明确诊断。

(3)实验室检查

①腹透液常规:正常 CAPD4~6h 的透出液蛋白含量低,白细胞数小于 100 个/mm³,其中以单核细胞为主(>50%),若透析液常规检查蛋白含量增高,白细胞数 >100 个/mm³ 和(或)

白细胞计数不高而多形核细胞＞50％，应高度怀疑腹膜炎的发生。当患者体内无腹透液而怀疑腹膜炎时，可灌入腹透液保留1h以上，然后检查透析液常规。需要注意的是，由于白细胞计数与存腹时间相关，对于存腹时间短的患者多形核白细胞所占比例比白细胞计数更有意义。

②沉渣涂片：取透析液50mL，离心后取沉渣做革兰氏染色，本法简便迅速但阳性率仅有9％～37％。涂片镜检能迅速检出酵母菌的存在，对真菌感染有快速诊断意义。

③细菌培养：临床怀疑腹膜炎，即应做腹透液细菌培养。腹透液培养的阳性率与培养技术密切相关。国际腹膜透析协会推荐的方法如下，取50mL透出液在3000r/min离心15min取沉淀物加入3～5mL无菌生理盐水再悬浮，并分别接种到固体培养基和标准血培养基中，固体培养基应分别在需氧、微需氧和厌氧的环境中进行培养。对已接受抗生素治疗的患者，用无菌生理盐水洗涤沉淀物，和(或)使用抗生素清除树脂能提高培养的阳性率。

(4)治疗

①经验性治疗：腹腔引流液的白细胞计数＞100个/mm³，中性粒细胞超过50％，即应开始经验性治疗。用药必须覆盖阳性菌和阴性菌；也可根据各医院常见致病菌的敏感性来选择抗生素；或选择以往有效且敏感的药物。针对革兰氏阳性细菌者，可以选择万古霉素或一代头孢菌素。针对革兰氏阴性细菌者可以选择三代头孢菌素或氨基糖苷类抗生素。

②根据细菌培养结果用药：一般病原菌，疗程2周左右；金葡菌和铜绿假单胞菌、肠球菌等需3周。

③拔管：多数感染在治疗后72h内改善，如治疗5～7天仍无效，需考虑拔管。长期反复使用抗生素会增加真菌性腹膜炎的机会。对频繁发生腹膜炎且多为同一病原菌时，需考虑腹透管壁有生物膜形成，应及早拔管。真菌性腹膜炎应及早拔管。拔除的导管剪取末端作培养，以了解导管感染的致病菌。拔管后一般需继续使用抗生素5～7天。

④用药途径：局部使用抗生素；对有全身症状者，腹腔使用同时静脉使用抗生素；腹痛剧烈，腹水严重浑浊者，腹透液冲洗1～2袋。

3.丢失综合征 腹膜透析CAPD患者，每日由腹透液丢失蛋白质、氨基酸、维生素、微量元素，可导致营养不良、低蛋白血症、神经病变、免疫力低下及频发感染。因此CAPD者应予高蛋白饮食1.2～1.5g/(kg·d)，并注意补充维生素、氨基酸和微量元素。

4.糖及脂类代谢紊乱 腹透液中的葡萄糖在透析过程中被吸收，患者易出现高血糖，体重增加。糖代谢异常的情况下可以继发高脂血症，血清三酰甘油及胆固醇升高，脂质代谢紊乱。

5.腹透液渗漏 少数患者可出现腹透管出口周围腹透液渗漏现象，表现为腹透液出量减少，渗漏处局部皮肤黏膜水肿、皮下积液，患者体重增加。腹腔内注入碘造影剂后，CT检查可发现渗漏部位。渗漏发生后应停止腹膜透析，修补腹膜的渗漏部位。

6.腹膜超滤功能下降 腹膜透析持续数年后逐渐出现不同程度的清除率和超滤下降，病因比较复杂。目前认为与腹膜黏连或硬化引起腹膜面积减少、长期透析致腹膜透析效能下降、长期使用同一批号的醋酸盐透析液以及严重的腹膜炎、透析液pH值太低、导管刺激及药物等因素有关。

临床上根据腹膜通透性改变将腹膜超滤功能低下分为两型。①1型：与间皮绒毛丧失和细胞分离增加有关，表现为腹膜通透性增加；本型是可逆性的，停止一段时间即可恢复超滤功能，但如继续透析，会发展为2型，2型不可逆。②2型：与腹腔多发性黏连和硬化包裹性腹膜炎有关，表现为通透性减低。

腹膜超滤功能低下重在预防,措施包括防治腹膜炎、尽量减少高糖腹透液的使用、减少药物刺激等。1型腹膜超滤功能低下的处理如下:①暂停腹透,让腹膜"休息"数日或数周后可减少其通透性。②减少透析周期时间,如将 CAPD 交换时间减为 2～3h,次数增加到 6～7 次,晚间腹腔不保留透析液。将 CAPD 改为 CCPD,增加晚间交换次数,缩短每次保留时间,白天空腹,也能收到良好的效果。③将低 pH 的醋酸盐透析液改为乳酸盐透析液。④近年有报道,认为钙离子拮抗剂能改善超滤率。⑤磷脂酰胆碱是一种表面活化剂,在透析液中加入该药,可改善腹膜的超滤率。

7. 其他　患者还可有腰背痛、腹疝等并发症。

## 三、血液透析

(一)血液透析基本原理

血液透析疗法是利用半透膜作为透析膜构建透析器,将患者血液与透析液同时引进透析器。血液和透析液在透析膜两侧呈反向流动,借助两侧的溶质梯度、渗透梯度,通过弥散、对流、吸附清除毒素,通过超滤和渗透清除体内过多的水分。同时,可补充机体需要的物质,纠正电解质和酸碱平衡紊乱。

(二)血液透析的相对禁忌证

1. 休克或收缩压低于 10.7kPa(80mmHg)者。

2. 有严重出血或出血倾向者。

3. 严重心肺功能不全包括心律失常、心肌功能不全或严重冠心病者。

4. 严重感染如败血症,或有血源性传染病者。

5. 晚期肿瘤、极度衰弱或不合作的患者。

(三)血液透析设备

包括三部分,即透析器、透析机及水处理系统。

1. 透析器　透析器又称"人工肾",由透析膜及其支撑结构组成,透析膜是透析器的主要部分。透析时,血液和透析液在膜的两侧反方向流动,水和溶质则通过半透膜孔进行交换。透析器的性能决定透析治疗的效果,是制订血透方案的一个重要参考因素。

(1)透析膜:理想的透析膜具有下述条件:①对溶质具高清除率,具有适宜的超滤率。②有良好的生物相容性。③不允许＞35kD物质通过,如血中蛋白质,红细胞、透析液中细菌及病毒等。④无毒、无抗原性、无补体激活、无致热原。⑤足够的耐湿态强度和耐压性。⑥能耐蒸汽消毒或消毒剂浸泡等灭菌处理。衡量透析膜的性能是以不同分子量物质的清除率作比较,一般用常规透析膜对尿素的清除率为 150～170mL/min,肌酐的清除率为 120～140mL/min,维生素 $B_{12}$ 的清除率为 30～40mL/min。

常用的透析膜有四种:①再生纤维素膜:如铜仿膜(cuprophHan)和铜氨纤维膜(cuprammonium rayon)。②醋酸纤维素膜。③替代纤维素膜。④合成纤维素膜:包括聚丙烯腈(polyacrylonitrile,PAN)、聚甲基丙烯酸甲酯(polymethyl－methacrylate,PMMA)、聚砜(polysulfone)、聚碳酸酯(polycarbonate)、聚乙烯乙烯醇(polyethylene vinyl alcohol)、聚酰胺(polyamide)。它们有较高的转运系数和超滤系数,生物相容性较好,但价格较贵。

(2)透析器的分类:分四类,具体包括空心纤维透析器、平板型透析器、管型透析器(Coil型)、吸附型透析器。其中空心纤维透析器体积小而轻,血液阻力小,预充血量及残血量均少,超滤脱水及溶质清除效果最好，外壳透明便于观察有无残血及凝血，便于冲洗及消毒复用，操作简单。在国内外应用最多。吸附型透析器对毒物吸附作用大，适用于急性中毒及急性肾衰竭抢救。

(3)透析器的功效检测：相关指标包括透析器超滤率(ultrafiltration rate，UFR)代表脱水效率，溶质净清除率代表对溶质的清除效率，溶质的吸附性能可根据膜对蛋白滤过系数的降低来判断膜对某种蛋白质的吸附作用。

(4)透析器的消毒：有环氧乙烷、R射线及蒸汽消毒三种方式。

2.透析机　按功能分为透析液供给系统、血液循环控制系统、超滤控制系统三部分。

3.水处理部分　自来水中含有各种微粒、粒子、内毒素和微生物，水处理的目的是清除对人体有害的物质、影响透析液电解质浓度的物质、对透析机造成损害的物质，提供高纯度的水供透析使用(即透析用水)。水处理装置包括：

(1)水的预处理：包括过滤、软化、药用炭吸附和微过滤。

(2)水的净化系统：包括反渗、去离子和超滤。

(3)水的储存和供给系统：包括水箱、亚微过滤和管道输送系统。

常用的水处理系统组合模式为：自来水→砂滤→软化→碳滤→反渗→透析用水(紫外线消毒)。

(四)血液透析的血管通路

肾衰竭的患者在进行血液透析前，首先要建立一条血管通路，又称血液通路。血液通过血管通路从机体引出，经过管路输入透析器，将体内多余的水分、电解质及毒素清除掉，补充机体缺失的某些物质，接近正常成分的血液再经过管路，通过血管通路送回体内。建立一条稳定可靠的血管通路，是顺利进行血透的基本保证。良好血管通路的基本要求包括：①血流量能够达到200～300mL/min。②容易建立体外血液循环，能反复使用。③手术方法尽可能简单，成功率高。④作为抢救生命的手段，临时血管通路要求时间短。⑤维持透析的血管通路可重复使用，能长期维持。⑥尽量不限制患者的日常生活，如一般运动、洗澡等。建立血管通路的方法很多，一般根据患者血透的需要，通常分为永久性血管通路及暂时性血管通路，当然暂时性血管通路也可以透析一次或多次。

1.临时性血管通路　指能迅速建立、立即使用的血管通路，包括直接动静脉穿刺、动静脉外瘘、经皮深静脉插管，主要用于急性肾衰竭，慢性肾衰竭还没有建立永久性血管通路，腹透、肾移植患者的紧急透析以及血浆置换和血液灌流等患者。临时性血管通路并发症及其处理如下：

(1)与穿刺相关的并发症：主要为误穿入锁骨下动脉、气胸、臂丛神经损伤等。为避免上述并发症发生，穿刺时必须小心谨慎，切忌强行穿刺。误穿入动脉时，拔出穿刺针，锁骨上窝加压10～15min，摸不到桡动脉搏动时，方表明压迫有效。同时，应适当推迟透析。如需急行，可选其他部位并用无肝素透析。

(2)迟发并发症：主要有感染、导管阻塞、血流量低等。

①感染：是临时血管通路主要并发症。如导管有感染趋向，可同时合用抗生素封管如头孢唑林，每日2～3次。单纯皮肤及管周隧道内的感染应选用敏感抗生素1～2周。发生菌血症或严重感染时应立即拔除导管。

②管腔内血栓形成：导管内注入肝素抗凝能有效预防血栓，一般浓度5000U/mL可维持

1~3天。管腔内应用链激酶或脲激酶可使90%~95%的血栓得以溶解,但需避免强力推注,以免血栓脱落形成栓塞或导管破裂。

③血流量低:锁骨下静脉穿刺者,可放低患者的头,增加锁骨下静脉的压力。在出口部也可用消毒敷料施以压力,并检查出口部位或导管有无扭曲,必要时换导管。

2.永久性血管通路 包括动-静脉内瘘和半永久插管。

(1)动-静脉内瘘(arteriovenous fistula,AVF):即采用手术将动脉和静脉永久性的连接后,静脉扩张,管壁肥厚,可耐受穿刺针的反复穿刺,是一安全且能提供维持性血透患者长期使用的永久性血管通路。AVF优点为并发症少、寿命长;其缺点为AVF成熟一般需要4~8周,如需提前使用,至少应在2~3周以后。AVF并发症及处理如下:

①血栓:早期血栓多由于手术因素所致,应尽早手术取出,并纠正导致血栓形成的因素。晚期形成者可由于血管狭窄、低血压及高凝状态所致,溶栓效果不佳,尽早手术治疗。预防性的抗凝治疗可应用抗血小板聚集药物如阿司匹林、双嘧达莫、噻氯匹定等。

②血流量不足:多由于反复穿刺造成血管狭窄所致。在透析时如果静脉端阻力增加,而动脉端负压上升提示血流不足。可对狭窄部位进行手术或用球囊扩张的方法进行治疗。

③感染:较为少见。多由于无菌操作不规范、卫生护理不佳或体内其他感染灶细菌播散所致。必须选用敏感抗菌药,必要时局部切开引流或手术治疗。

④动脉瘤和假性动脉瘤:动脉瘤是动脉壁受牵拉和扩张而形成的充血囊肿。假性动脉瘤是动脉血管壁日久膨出形成。它与真性动脉瘤的区别在于,它不像真性动脉瘤那样具有动脉血管的外膜、中层弹力纤维和内膜三层结构。多由于同一部位反复穿刺,拔针后外渗、出血,穿刺管未愈合所致。预防应注意交替使用穿刺点,拔针后保证穿刺点完全止血。一旦发生,穿刺时要避开动脉瘤,以免引起大出血。治疗上可采用手术方法。

⑤窃血综合征:在老年人及有动脉硬化者较常见。是由于远端肢体血供经通路分流后,使其血供减少,肢体缺血、缺氧。表现为活动后手部疼痛,末梢冰冷,可并发溃疡,远端组织萎缩、坏死等。轻者可自行缓解,严重者可用手术将通路结构改为静脉-动脉端侧吻合或改变血流方向。

⑥内瘘功能丧失:传统的看法是由于内瘘吻合口狭窄、血管瘤、血栓形成等因素导致,病变的部位多在内瘘静脉侧或再往后的静脉段。新的研究发现内皮细胞功能异常、血小板异常对动脉平滑肌细胞的迁移、异常分化等生物学特性的改变引起的动脉内膜增生失控也是内瘘功能丧失的重要因素。对移植内瘘,应用内皮细胞体外覆盖技术以及使用西罗莫司涂层的技术可减轻动脉内膜增生失控,延长移植内瘘使用寿命。

(2)半永久插管(permcath):维持时间较长,据报道插管最长可用4年,国内一般主张用6个月至1年。如果患者能进行永久血液透析通路则不提倡应用。颈内静脉是最常选择的血管,锁骨下静脉也可应用,手术需在手术室进行,导管从上胸部的皮下隧道穿出,报道血流量可达400mL/min,再循环率可达4.6%左右,半永久插管也需每次透析后用肝素封管,浓度为5000U/mL,在下一次透析时丢弃。常见并发症及处理如下。

①管腔内栓塞:常导致血流量不充分,进而引起透析不充分。应进行溶栓治疗,可选择组织纤溶激活酶原及尿激酶,尿激酶7500U/1.5mL灌注于每腔导管内保留30min,大多数患者可耐受,潜在危险是出血,阿司匹林或华法林在应用尿激酶以后也可应用。

②中心静脉置管处的栓塞狭窄:颈内静脉和锁骨下静脉插管可引起上腔静脉栓塞及上腔

静脉综合征,大多中心静脉阻塞可通过血管成形及溶栓解决。

③感染:导管细菌培养阳性率可达55%,一般多为表皮葡萄球菌(约占50%)、假单胞菌及大肠埃希菌。有些导管感染症状较轻,给予敏感抗生素治疗有效,可全身用药或管腔内局部用药。严重感染则需拔除导管。临床上有些患者可表现发热,插管处皮肤红、痒,血透时刚接通血流后即出现寒战、发热,也有些患者表现为"肺炎"久治不愈。

④其他:导管位置异常或移位、导管或外接头损害。

(五)血液透析的抗凝方法

为了保证血液透析的顺利进行,必须应用抗凝方法防止血液在体外循环时凝固、防止纤维蛋白原等附着于透析膜使透析清除率下降。但过度的抗凝又可以引起或加重出血。肾衰竭患者大多存在出凝血机制的异常,临床上应进行抗凝指标的监测。

1.血液透析的抗凝监测指标

(1)实验室监测:常用的有全血(应采自透析器动脉端血)部分凝血活酶时间(whole blood partial thromboplastin time,WBPTT)、活化凝血时间(activated coagulation time,ACT)和试管法凝血时间(Lee-White clotting time,LWCT)。血液透析时的凝血时间目标值应控制在合适范围,见表4-3。

表4-3 血液透析时的凝血时间目标值

| 基础值 | 常规肝素法 | | 边缘肝素法 | |
|---|---|---|---|---|
| | 血液透析中 | 透析结束时 | 血液透析中 | 透析结束时 |
| WBPTT(s)<br>60~85 | +80%<br>(120~140) | +40%<br>(85~105) | +40%<br>(85~105) | +40%<br>(85~105) |
| ACT(s)<br>120~150 | +80%<br>(200~250) | +40%<br>(170~190) | +40%<br>(170~190) | +40%<br>(170~190) |
| LWCT(min)<br>4~8 | 20~30 | 9~16 | 9~16 | 9~16 |

(2)临床监测:临床上主要通过了解患者既往肝素用量、动态观察透析过程中静脉压及透析器和透析管路有无凝血块等方法监测血液透析时抗凝情况。

2.血液透析的抗凝方法

(1)一般采用普通肝素常规抗凝法:肝素给药方案为:用肝素生理盐水浸泡透析器和管路,血液透析开始前先以生理盐水500mL+肝素1250~1875U浸泡和循环15~20min。持续给药法:首次剂量通常可给2000U,内瘘静脉端一次注入;维持剂量约1200U/h,血路动脉端持续以肝素泵输入;必要时监测凝血指标,以维持相应的目标值;血液透析结束前0.5h停止输入肝素。间歇给药法:首次剂量4000U,内瘘静脉端一次注入。维持剂量,每小时监测凝血指标,如WBPTT或ACT低于基础值的150%或LWCT低于20min,则追加剂量1000~2000U,30min后复查凝血时间;血液透析结束前1h停止输入肝素。

(2)普通肝素小剂量或局部体外应用:前者适用于低中危出血倾向患者,后者适用于活动性出血、高危出血倾向患者。

①小剂量抗凝法或边缘肝素法:肝素生理盐水浸泡透析器和管路;测定基础WBPTT或

ACT;首次剂量 500～1500U;3min 后复测 WBPTT 或 ACT;如 WBPTT 或 ACT 未延长至基础值的 140%,则追加肝素剂量;开始透析,肝素追加剂量为 600U/h;每 30min 监测 WBPTT 或 ACT;调整肝素输注速度,维持 WBPTT 或 ACT 在基础值的 140%;透析结束前不需要停用药物。

②局部体外肝素抗凝法:不予首剂肝素;应用肝素泵由动脉端持续输注肝素,剂量(mg/h)=0.003×QB×60(QB 为血流量,单位是 mL/min)一般可维持 LWCT 在 30min 左右;应用输液泵在静脉端持续输注鱼精蛋白,一般肝素与鱼精蛋白的比值为(0.75～1.5)：1,具体剂量可根据患者体外中和试验及透析过程中反复监测 LWCT 来制订。另一种方法是,肝素首剂 2000U,追加肝素为 1000U/h;用首剂肝素同时静脉端给予 20mg 左右的鱼精蛋白,随后追加鱼精蛋白的剂量为 10mg/h 左右。

肝素抗凝的并发症包括:①出血,患者透析结束后可发生明显出血,可用鱼精蛋白中和,剂量为透析时肝素总剂量的 1/2,鱼精蛋白的半衰期较短。如发生反跳性出血,可再次追加鱼精蛋白剂量。②血小板减少症,部分患者可发生血小板减少,发生时应改换其他抗凝方式。③其他,肝素还有过敏反应、脂质代谢紊乱、骨质疏松、补体激活、白细胞下降、脱发等并发症。

(3)低分子肝素抗凝方法

①适应证:低分子肝素抗凝适用于中、高危出血倾向的透析患者。

②用药方案:透析时间≤4h,如 HCT<30%,则剂量为 60U/kg;如 HCT≥30%,则剂量为 80U/kg;在透析开始前一次静脉注射,不需追加剂量。透析时间>5h,则上述总剂量的 2/3 透析前用,1/3 剂量在透析 2.5h 后应用。

③并发症:出血可用鱼精蛋白对抗,但效果不如对标准肝素;尚可发生血小板减少症、过敏反应等并发症。

(4)无肝素透析

①适应证:活动性出血、高危出血倾向患者;应用肝素有禁忌者,如肝素过敏、肝素引起血小板减少症者。

②用药方案:透析前肝素生理盐水浸泡和冲洗管路后,用不含肝素的生理盐水冲洗管路和透析器。患者能耐受的情况下,尽可能设置高的血流量,至少在 250～300mL/min 以上。每隔 15～30min 用 100～200mL 生理盐水冲洗透析器一次,相应调整脱水量。

(六)血液透析充分性的标准

1.患者自我感觉良好。

2.适当的肌肉组织,肌酐产生率至少 125mmol/(kg·d)。

3.血压得到良好控制(透析前<140/90mmHg,透析后<130/80mmHg)。

4.没有明显的液体负荷(<3%体重)。

5.轻微酸中毒(血 $HCO_3^-$≥22mmol/L)。

6.人血白蛋白≥35g/L。

7.血红蛋白>100g/L,血细胞比容>30%。

8.轻微肾性骨病。

9.周围神经传导速度和脑电图正常。

10.Kt/V≥1.3,URR≥70%,npcf>1.0/(kg·d)。

(七)血液透析的并发症

一般分为急性并发症、透析意外及慢性透析患者的器官系统并发症。

1.急性并发症

(1)首次使用综合征,包括两种类型。

①过敏反应型(A 型):多发生于透析开始后数分钟至 30min,可有灼热、呼吸困难、濒死感、瘙痒、荨麻疹、咳嗽、流涕、流泪、腹部绞痛和腹泻等症状。处理原则包括立即停止透析,同时按抗过敏反应常规处理(应用肾上腺素、抗组胺药或糖皮质激素)。勿将管道及透析器内血液回输至体内。透析前按操作说明充分冲洗透析器能预防过敏反应。

②非特异性型(B 型):常发生于透析开始数分钟至 1h,主要表现为胸痛和(或)背痛,需注意与心绞痛鉴别。可能与补体活化有关。其处理原则为加强观察,可继续血液透析,予以吸氧及对症治疗。

(2)失衡综合征:主要是由于透析过程中血液中溶质浓度(主要是尿素)急速降低,使血液和脑组织间产生渗透压差所致。高效能透析器的使用,超滤量过大、过快等都是促成失衡综合征的因素。轻者有头痛、烦躁不安、恶心呕吐和肌肉疼挛。重者可发生定向障碍、癫痫及昏迷;常伴脑电图改变。这些症状可在短时间(30min)消失,也可持续 24～30 小时,也有死亡的报道。轻者对症治疗,包括高渗盐水或高渗葡萄糖液静脉注射。重者停止透析,气道畅通及支持疗法。在开始几次血液透析时采用诱导透析方法,逐步增加透析时间,避免过快清除溶质,可有效预防失衡综合征。

(3)透析低血压:常发生于透析多年的患者,透析过程中收缩压通常不超过 100mmHg,发生率为 5%～10%。高龄、超滤量过多、醋酸盐透析液、透析液温度较高、生物相容性差的透析膜、高磷血症及扩血管药物的应用是其发生的诱因。限制水、钠摄入量,使透析间期体重增长小于 1kg/d,或小于干体重的 3%～5%;有效纠正贫血,保证血氧供应,尽可能维持心脏舒缩功能,是有效防治透析低血压的基本措施。若体重增长过多,可增加透析次数、采用序贯或钠梯度超滤血液透析,尽可能应用容量超滤控制的血透机,有助于保持透析过程中患者的血流动力学稳定,减少透析低血压的发生。

(4)透析中高血压:多数学者认为与透析过程中降压药物的清除、交感兴奋或肾素血管紧张素升高等因素有关。严重时,可静脉滴注硝普钠等降压药物治疗,或更换血液净化方式。

(5)心律失常:发生原因主要有冠心病、心力衰竭、电解质紊乱、尿毒症心肌病、贫血和低氧血症。在透析中,特别是老年患者常出现心律失常。治疗主要是对症处理,以及防止电解质紊乱、冠心病等并发症及并发症。

(6)发热:多由于致敏热原反应或感染引起。透析开始后立即出现者为管道污染;1h 出现者为致热原反应,可给地塞米松 5mg 静脉注射,异丙嗪 25mg 肌内注射。发现后要查找原因,感染者应给予抗感染治疗。

(7)肌肉疼挛:多由于低血压、超滤过度、干体重设置过低或低钠透析引起。应针对病因进行处理。

(8)溶血:与透析液温度过高有关,由于浓缩透析液与透析用水配比不当导致电导度过低,引起低渗血症,透析用水中甲醛、漂白粉、硝酸盐、铜等物质超标,血泵、管路打折等机械因素有关。表现为静脉血路中血液呈葡萄酒色,患者出现胸痛、气短和(或)背痛,血细胞比容下降血浆变成粉红色。一旦发生应立即停止透析夹闭管路,不回血,以免发生高血钾。对症治疗查找原因。

2.透析意外的预防和处理

(1)血液透析管路脱落:接管松脱会发生血液透析管路脱落,引起失血甚至发生休克。较易发生松脱的地方是管路接头处。固定管路时,应留有给患者活动的余地。

(2)空气栓塞:患者出现胸痛、咳嗽、呼吸困难,甚至死亡。常见原因有:①泵管破裂,空气进入静脉管道。②透析过程输液,液体输毕,空气进入。③透析完毕回血时,空气进入。一旦发生气栓,应立即急救,夹闭管路、停血泵、患者采取左侧卧位、头胸朝下、吸氧。必要时进行高压氧治疗。

(3)透析膜破裂:一旦发生导致透析器漏血,需立即更换新透析器或终止血液透析。

(4)管道或透析器内凝血:患者低血压时间过长、血流缓慢或肝素化不足时,静脉端驱气器中纤维素析出,渐渐发生血液凝固。有时凝血起因于动静脉瘘的阻塞等。发生凝血后要仔细分析原因,如遇到有高凝倾向的患者,要去除其诱因,增加肝素用量。

3.慢性透析患者的器官系统并发症

(1)电解质酸碱代谢紊乱:理论上,所有透析方式均能纠正患者酸碱平衡及电解质代谢紊乱。但事实上,许多研究观察发现有相当部分的透析患者,存在不同程度的代谢性酸中毒以及不同程度的钾钠氯等电解质代谢异常。治疗主要包括饮食控制,调整透析液成分和透析方式,对症治疗。

(2)心血管系统并发症

①透析高血压:透析高血压是指在透析充分的状态下,患者透析前平均动脉压(mean arterial pressure,MAP)超过 106mmHg,即收缩压大于 140mmHg,舒张压大于 90mmHg。透析高血压可分为透析间期高血压和透析中高血压。容量负荷增加、心排血量增加、肾素-血管紧张素系统激活、交感神经活性亢进、血管内皮功能障碍、氧化旁路及氧化应激,透析液成分对血清钙、钠等电解质浓度的影响,促红细胞生成素的副作用、透析清除降压药物、甲状旁腺激素分泌过多等是透析高血压的原因。严格限制水盐摄入、正确评估干体重、调整生活方式、调整降压方案、调整透析液电解质的浓度或透析模式可有效治疗透析高血压,长时(8h)缓慢透析、短时(2h)每日透析、夜间透析等技术均可有效避免容量负荷过重,降低外周交感神经活性,降低超滤率。对血细胞比容上升过快的透析高血压患者应当减少 EPO 的用量以避免其带来的血液黏稠度和外周血管阻力增加,达到血红蛋白靶目标的患者应改为维持剂量皮下注射。药物难以控制的顽固性高血压,可考虑双肾切除。降压药物治疗上,ACEI 或 ARB 及β受体拮抗剂具有心血管保护作用的降压药物应作为治疗高血压的第一线药物。除此之外,往往需要联合用药控制血压,钙通道阻断剂、α受体拮抗剂都是很好的选择。

②心律失常:维持性透析患者发生心律失常的原因很多,包括冠心病、心衰、心包炎、严重贫血,电解质(钾、钙、镁)异常、酸碱平衡紊乱、继发甲旁亢、低氧血症、低碳酸血症、低血压及药物等。需要治疗的心律失常包括复发性房性心动过速、频发室性期前收缩伴复发性室性心动过速和缓慢性心律失常。治疗措施包括一般治疗、使用药物、电转复和安装起搏器等。一般治疗是指纠正与透析有关的因素,如早期透析、充分透析,尽量保持电解质与酸碱的正常状态,纠正贫血,使用生物相容性好的透析器,选择适当的透析方式,维持对原有心脏疾病的正确治疗等。

③心力衰竭:维持性透析患者心血管疾病的患病率和死亡率明显高于同龄一般人群,其

原因包括贫血、糖耐量异常、高血压和低血压、容量负荷过重、动静脉内瘘术、供氧和代谢异常（如卡尼汀缺乏）、高 PTH 血症导致的转移性钙化、低白蛋白血症、氧化应激、高脂血症和高同型半胱氨酸血症、酸中毒和电解质代谢紊乱等。治疗包括控制病因和危险因素、一般治疗、充分透析、药物治疗。β受体拮抗剂可改善心肌重构及左心功能、改善室性心律失常、减少心肌耗氧量，防止猝死。ACEI 有改善心肌重构、脏器保护作用，ARB 一般用于不能耐受 ACEI 治疗的患者。洋地黄类药物仅适用于控制房颤患者的心室率。利尿对少尿或无尿的患者无效，螺内酯可引起透析患者的高钾血症，不建议应用。

（3）血液系统并发症

①出凝血异常：尿毒症患者由于血管内皮功能异常、血小板功能的异常、使用抗凝剂等因素，常可出现出血。充分透析、纠正贫血、加压素和雌激素的应用、补充冷沉淀可有效治疗出血。应注意防治抗凝剂应用过量和肝素诱导的血小板减少症。一旦确诊，应调整透析抗凝方法。

②贫血：维持性血液透析患者由于促红细胞生成素合成减少、失血、营养缺乏、血浆中存在红细胞生长的抑制因子等因素，存在不同程度的贫血，治疗包括补充促红细胞生成素、铁剂和其他造血原料等。其中促红细胞生成素有凝血亢进、高血钾、高血压、惊厥发作等不良反应，应注意防治。对于维持性血透患者来说铁剂以静脉铁剂为佳，效果好、副作用少。

③粒细胞、单核细胞、淋巴细胞功能异常，致免疫力低下，这也是维持性血液透析患者好发感染的原因之一。

（4）神经系统并发症：中枢神经系统并发症常见的有尿毒症代谢异常相关脑病，包括铝中毒脑病、Wernicke 脑病、药物诱导的脑病；脑血管疾病，包括短暂性脑缺血、脑梗死、脑出血、Binswanger 脑病；中枢神经系统感染；癫痫。治疗主要是对症支持，纠正诱因和病因，防治病情发展和恶化；如给 Wernicke 脑病患者补充大剂量维生素 B1 及水溶性维生素；对于抗生素蓄积引起的脑病，清除蓄积药物、注意根据肾小球滤过率调整药物剂量等；针对脑血管疾病，给予加强透析、防治出凝血异常、控制血压、纠正脂质代谢紊乱和蛋白质营养不良等。

单神经病变见于尿毒症患者由于 $β_2$ 微球蛋白淀粉样变、尿毒症钙沉着症、动静脉瘘引起肢体远端血供减少等因素导致腕管综合征，可引起尺神经和正中神经损伤；神经减压术及内镜治疗可缓解症状。

自主神经病变可有直立性低血压、无汗、腹泻、便秘，或性功能障碍。治疗主要是对症支持治疗为主。如对于直立性低血压和透析上机后低血压患者，应用 $α_1$ 受体激动剂盐酸米多君治疗有效。

（5）骨病和甲状旁腺功能亢进：维持性血液透析患者肾性骨病的原因有继发性甲状旁腺功能亢进、酸中毒、活性维生素 $D_3$ 相对或绝对不足、铝及 $β_2$－微球蛋白沉积于骨组织。肾性骨病分为高转运型和低转运型。①高转运型肾性骨病，典型病理改变为纤维性骨炎，也可表现为混合性骨病，血清甲状旁腺激素水平升高。根据不同的钙磷水平，治疗包括补钙及降磷（包括限磷和使用磷结合剂）、活性维生素 $D_3$ 的应用、超声引导下甲状旁腺无水酒精/钙三醇注射术、甲状旁腺切除术或甲状旁腺次全切除术或甲状旁腺全部切除＋前臂移植等。②低转运型肾性骨病，包括骨软化和动力缺失性骨病，血清甲状旁腺激素水平降低或者正常。注意排除是否存在铝中毒，针对铝中毒的治疗包括：停止或限制使用含铝的制剂（如氢氧化铝）；使用反渗水透析；去铁胺治疗，疗程半年至 1 年，透析末 2h 静脉滴注 15～20mg/kg 每周 3 次，

40mg/kg 每周 2 次,3 个月后改为 20mg/kg;使用高通量、高效透析器进行血液滤过(hemofiltration,HF)或血液透析滤过(hemodiafiltration,HDF)。

(6)代谢异常和营养不良并发症:维持性血液透析患者由于蛋白质合成障碍和氨基酸从透析液中丢失,处于负氮平衡状态。患者还可出现脂质代谢紊乱。由于摄入不足、透析丢失、功能蛋白缺乏,患者常有肉碱、铁、锌、维生素 $B_1$、维生素 $B_2$、维生素 $B_6$、维生素 C 和叶酸等营养素的缺乏。对于透析患者监测营养指标是必要的,根据营养情况调整饮食、用药方案,纠正患者的代谢异常和营养不良。

(7)透析相关淀粉样变:因淀粉样物质的主要成分是 $\beta_2$—微球蛋白($\beta_2$—micro—globulin,$\beta_2$—MG),故又称为 $\beta_2$—MG 淀粉样变。淀粉样沉积主要发生于骨、关节及其周围软组织,导致腕管综合征、慢性关节病、骨囊性变、破坏性脊柱关节病,以及病理性骨折、弥漫性关节炎和关节周围炎等。少数患者发展到后期,也可沉积于胃肠道、心脏、肝脏、肾上腺等组织,导致相应器官或组织的结构改变及功能异常。目前尚无特效的药物治疗方法,肾脏移植是缓解症状最有效的手段,但不能逆转已经存在于骨、关节和软组织的 $\beta_2$—MG 沉积。高通量血液透析(high—flux hemodialysis,HFD)、血液透析滤过(HDF)和高容量血液滤过(high volume hemofiltration HVHF)治疗,对 $\beta_2$—MG 清除具有一定疗效,长期应用对缓解临床症状、降低患病率具有一定益处。近年来开展的 $\beta_2$—MG 吸附治疗,包括非特异的物理性吸附(如 Lixelle 吸附柱)和特异的免疫吸附(如抗人 $\beta_2$—MG 的 scFv 抗体吸附柱)两种治疗,均能显著清除患者血液循环中 $\beta_2$—MG,明显改善或缓解临床症状,降低和延缓透析相关淀粉样变的发生。

(8)肝炎:血液净化治疗应用于临床以来,各地屡有血液透析中心发生肝炎暴发的报道,肝炎病毒感染成为维持性血液透析的一大并发症。防治措施包括给患者及家属接种乙肝疫苗、严格无菌操作、遵守透析中心的规范管理等。维持性血液透析患者肝炎病毒感染的药物治疗原则和药物选择和普通患者基本一致,其中 $\alpha$—干扰素副作用的发生率在透析患者中比在普通人群高,很少患者能够忍受到足量治疗;聚乙二醇干扰素(180mg 皮下注射,1 次/周)不经肾脏排泄,透析患者使用安全。应用拉米夫定、阿德福韦、恩替卡韦等药物时应根据内生肌酐清除率调整剂量。

(9)其他:维持性血液透析患者尚有透析腹水、肺水肿、获得性肾囊肿、精神异常、皮肤、消化系统等多系统并发症。

## 四、特殊血液净化技术

已被证明的尿毒症毒素种类多达 200 种以上,常规透析只能清除部分毒素。临床上对维持性血液透析患者需配合应用一些特殊血液净化技术加强对尿毒症毒素和容量负荷的清除,对于顽固性高血压、微炎症、氧化失衡状态、尿毒症性心包炎、皮肤神经损害等方面具有明显的效果。

(一)短时高效血液净化

短时高效血液净化又被称为短时透析、高通量透析、超短时血液透析、高流量血液滤过、高流量血液透析滤过等;其目的是在高效透析的基础上缩短透析时间。要求达到以下指标:①使用高通透性、大面积透析器或滤器。②血流速度要大于 300mL/min、透析液流速达到 800mL/min。③透析机应具有高效精准的超滤装置和定容控制超滤性能及可调钠装置。④应用碳酸氢盐透析液。临床上常用的短时高效血液净化技术有下面几种:

1.高效血液透析　即按常规血液透析操作,但将透析膜表面积加大和提高血流速到300～500mL/min,尿素清除率可增高到265～463mL/min,应用纤维素膜透析器、碳酸氢盐透析液及容量超滤控制的透析机。

2.高通量透析　使用对溶质及水具有清除率及超滤率的高分子聚合物膜,对溶质的清除可通过对流、弥散两种方式同时进行,不但对小分子毒物(尿素)清除好,对大、中分子毒物(如$\beta_2-MG$)的清除率亦很高,在排出大量溶质同时能排出大量体液。如提高血流速和透析液流量,则可使溶质和水的清除效果进一步提高,可以缩短透析治疗时间。一般要求血流速高达300～450mL/min,心功能不良者难以耐受。

3.高流量血液透析和滤过　这是用两个血滤器串联,以提高透析膜的面积和增加大、中、小分子毒物的清除效果,同时进行血液透析和血液滤过。用后稀释法补充置换液。

(二)单纯超滤

单纯超滤是利用对流原理,采用容量控制或压力控制,通过滤器的半透膜截留体液中细胞成分和蛋白质等分子量相对较高的物质,而分离水和电解质等小分子物质,将其清除出体外的过程。单纯超滤治疗的目的是清除患者体内过多的水分。其特点是治疗过程中,无离子交换,无需给予置换液和透析液,患者体循环中晶体渗透压没有变化。而胶体渗透压随着水分的清除而升高,从而有利于组织间隙中的水分回流入血。因此,单纯超滤时脱水超滤率可达1～2L/h,但患者耐受良好。适用于需要大量脱水但对血液透析治疗耐受性差的血液透析患者。此外还可应用于各种原因所致的严重水肿、充血性心力衰竭、急性肺水肿。

(三)血液滤过(hemofiltration,HF)

HF是模拟肾单位的滤过和肾小管的重吸收及排泌功能,将患者动脉血引入血滤器,水及溶质被滤出,而蛋白质及血细胞不被滤出。血则需依靠血泵加压及在透析液侧加负压或一定的跨膜压(66.7kPa,即500mmHg以内),使滤过率提高。滤过率大小取决于血滤器面积、跨膜压、筛系数和血流量。每次血滤要滤出约20L的滤液,因此需补充置换液以保持水、电解质及酸碱平衡,维持内环境的稳定。HF对中、大分子溶质清除优于血液透析。临床上如果患者对普通透析耐受性差、心血管功能不稳定、周围神经病变、糖尿病、老年患者不明原因的皮肤瘙痒均可选择血液滤过治疗。此外血液滤过还可应用于顽固性心衰、肺水肿、肝性脑病、SIRS反应、多器官功能衰竭等治疗。

(四)血液灌流(hemoperfusion,HP)

HP是将患者血液引入装有吸附剂的灌流器中,通过吸附剂的吸附作用,清除外源性或内源性毒素;将净化了的血液回输体内的一种血液净化方法。灌流器常用吸附材料有药用炭、多糖类、树脂、免疫吸附剂等。对于终末期肾脏病患者,HP与HD可串联应用,对改善患者消化道症状、神经系统症状及心包炎有效。此外,临床上HP主要用于药物过量和毒物中毒抢救,亦用于急性肝性脑病、重症感染、银屑病及多种免疫性疾病治疗。

另外,临床上还有血浆吸附技术,是将血液引出后先进入血浆分离器将血液的有形成分(血细胞、血小板)和无形成分(血浆)分开,有形成分输回患者体内,血浆进入吸附柱进行吸附,吸附后血浆回流至患者体内血浆吸附避免了普通血液灌流血细胞和血小板直接进入吸附柱吸附容易被破坏的缺点;血浆吸附血细胞、血小板未进入吸附柱直接回流至患者体内,故血细胞尤其是血小板的损伤较全血吸附少。

（五）连续性血液净化技术

连续性血液净化技术又称为连续性肾脏替代治疗，是指所有连续、缓慢清除水分和溶质的治疗方式的总称，时间为每天连续 24h 或接近 24h。连续性血液净化技术具有血流动力学稳定、酸碱平衡及电解质紊乱纠正平稳、溶质清除率高、能够保证营养支持、清除炎症介质等优势。已从最初的应用于重症急性肾衰竭治疗拓展到多器官功能衰竭、重症肝病、全身炎症反应综合征、急性呼吸窘迫综合征、急性坏死性胰腺炎等危重症抢救领域。临床上常用的连续性血液净化技术有连续性动－静脉血液滤过、连续性静脉－静脉血液滤过、连续性动－静脉血液透析、连续性静脉－静脉血液透析、连续性动－静脉血液透析滤过、连续性静脉－静脉血液透析滤过、缓慢连续性超滤、连续性高流量透析、高容量血液滤过、连续性血浆吸附滤过等。

（六）血浆置换（plasma exchange，PE）

PE 是通过血细胞分离机将患者的血浆与细胞成分分离，弃去血浆，同时将细胞成分及等量的血浆或血浆替代品输回患者体内，以清除患者体内致病因子（如自身抗体、同种抗体、免疫复合物、单克隆免疫球蛋白、过量生化成分、内源性与外源性毒物等）达到治疗疾病的目的。其适用范围是重症肝炎、严重的肝功能不全、血栓性血小板减少性紫癜、溶血性尿毒性综合征、多发性骨髓瘤、手术后肝功能不全、急性炎症性脱髓鞘性多发性神经病、系统性硬化病免疫相关疾病等。

## 五、肾移植

（一）受者选择

1. 适应证　凡是慢性肾功能不全发展至终末期，均可选择肾移植治疗，但为了提高肾移植存活率，临床上选择合适的患者较为严格。从原发病来讲，最常见的适合肾移植的原发病是原发性肾小球肾炎，其他还包括多囊肾、糖尿病肾病、间质性肾炎、遗传性肾炎、狼疮性肾炎、高血压肾病、梗阻性肾病、中毒性肾病、不可逆性急性肾衰竭（肾皮质坏死、急性肾小管坏死或孤立性肾外伤）。年龄虽然不是选择的主要指标，但以 15～55 岁的青壮年为好。

2. 肾移植禁忌证

（1）绝对禁忌证：①结节性动脉周围炎、弥漫性血管炎等导致的慢性肾脏病是全身疾病的局部表现，移植后肾脏可发生同样的疾病。②全身严重感染和活动性结核病灶者不应进行肾移植术，因术后免疫抑制可使感染或结核病灶扩散而造成严重后果。③恶性肿瘤、顽固性心衰、慢性呼吸衰竭、凝血机制紊乱、精神病等。④一般情况差，如严重的心脏或呼吸系统的衰竭等，无法耐受手术者。

（2）相对禁忌证：广泛的外周血管疾病、活动型肾炎、上消化道溃疡、活动性肝炎及新近 HBsAg 阳性者。

（二）供者的选择

1. 组织的配型　供肾移植前必须进行供受体之间 ABO 血型测定，最好是同型，但 O 型为普遍供体，AB 型为普遍受体。

2. 群体反应性抗体（panel－reactive alloantihody，PRA）　肾移植受者高敏状态是导致超急排斥的根本原因。无致敏 PRA 为 0，结果为阴性；10% 以下为轻度致敏；10%～50% 为中度致敏；50% 以上为高度致敏。PRA＞40% 则与临床超急性排斥反应有关联。PRA 阳性主要原因是既往接受过发生排斥的移植、输血、妊娠和多次分娩。

3.淋巴细胞毒交叉配合试验　其原理是受者血清中的抗体与供者细胞表面的抗原结合后,激活补体,损害细胞膜,引起细胞溶解。根据破坏的细胞数来估计淋巴细胞毒的强度,超过 10％者为淋巴细胞毒交叉试验阳性,大于 25％为强阳性,大于 50％为特强阳性,预示肾移植后可能发生超急性排斥反应而使移植失败。

4.基因配型　人类主要组织相容性复合体是位于第 6 号染色体短臂上的一组连锁基因群,现已分成三类不同的抗原基因群:Ⅰ类包括人淋巴细胞的(组织相容性)抗原[human lymphocyte(histocompatibility)antigen],有 HLA－A、HLA－B 和 HLA－C 三个基因位点;Ⅱ类包括 HLA－C、HLA－DR、HLA－DP 和 HLA－DQ 四个基因位点。基因配型被认为是肾移植供、受者匹配最为重要的内容。Ⅲ类包括 $C_2$、BF、$C_4A$ 和 $C_4b$ 四个位点,与器官移植有密切关系,其价值尚未被完全确认。

5.尸体肾供者的选择　①年龄一般以青壮年为佳,儿童或 50 岁以上供者,尽可能不予选用。②尸体供肾摘取时限一般在 10min 以内,缺血时间过长影响供肾质量。

6.活体肾供者的选择　活体供肾年龄以青壮年为佳,一般不超过 60 岁。健康状况的检查包括:①既往无泌尿系统疾病(如肾炎、尿路感染、高血压等)病史。②无严重心脏、肿瘤、脓毒血症、血液病等。③肾动脉最好为单支。④组织配型要求好一些。

(三)肾移植外科手术

1.供肾　摘取→灌注→修整。尸体供肾分侧、整块摘取。活体供肾开放手术摘取或腹腔镜辅助摘取。

2.肾移植

(1)麻醉:硬膜外阻滞麻醉、连续硬膜外麻醉、全身麻醉。

(2)术式:移植肾放在髂窝,肾动脉与髂内动脉端端吻合,肾静脉与髂外静脉端侧吻合。输尿管经过一段膀胱黏膜下隧道与膀胱吻合,以防止尿液回流。

(四)免疫抑制药物治疗

由于有多种免疫抑制剂供临床应用,目前常用 CsA(或 FK－506)、硫唑嘌呤(或 MMF)和糖皮质激素合用(三联)。长期用三联治疗,或用二联治疗,或开始时三联,一个时期后改为硫唑嘌呤(或 MMF)与皮质类固醇合用,或 CsA(或 FK－506)与皮质类固醇合用或 CsA(或 FK－506)与硫唑嘌呤合用。为了防止早期 CsA 的肾毒性和减少排斥反应,在手术后开始先用抗 IL－2R 抗体、ALG、ATG 或 OKT₃ 中的一种及硫唑嘌呤、皮质类固醇,等待血肌酐下降至 $300\mu mol/L$ 以下,再用 CsA,停用抗 IL－2R 抗体、ALG、ATG 或 OKT₃。对于再次移植、多次妊娠、输血致敏的患者或组织配型不理想者,一开始可考虑用四联疗法即 CsA、皮质类固醇、硫唑嘌呤(或 MMF)、抗 IL－2R 抗体或 ALG/ATG 或 OKT₃(ALG/ATG、OKT₃ 7~14 天后停用),以后用三联。对有病毒性肝炎或有肝功能异常者,选用 FK－506、MMF、激素组合比其他组合较好。

同种异体肾移植具有很长时间的免疫记忆,即使已经用药 20 年或更长时间。为了保证移植物的功能正常,仍然不能停药,停药会造成急性或加速排斥反应。对于病情稳定的患者,在严密监测下逐渐减少用药量,甚至停用某一种免疫抑制剂则可能是安全的。肾移植患者的病死率在很大程度上取决于何时减少或停用免疫抑制剂而放弃移植肾。对于耐药的机会性感染及发生恶变的患者,可能需要停免疫抑制剂。经过 2~3 次以上正确的抗排斥治疗,移植肾功能仍然恶化的患者,应放弃该移植物,而进行透析或重新移植。

(五)肾移植并发症

1.超急性排斥　超急性排斥是体内循环抗体导致的移植肾直接损害。典型的临床表现为当移植术结束开放血管钳后,肾脏立即出现血流灌注不全,肾脏变硬,继而肾表面颜色变紫,很快肾脏变软,失去弹性。如疑有超急排斥,应立即在术中做活检,冷冻切片,病理表现可见肾小球及肾小管周围毛细血管内有大量多形核白细胞,严重者小球内毛细血管完全被血小板血栓所堵塞。诊断成立后应将移植肾切除。少数情况肾灌注正常,术后48h之内出现排斥。此时患者出现一系列全身症状,寒战、高热、血小板下降,病理表现为肾小球毛细血管有血小板血栓形成,肾内血管栓塞,肾缺血,无尿。此时应用各种抗排斥药物都无效,肾切除是唯一的办法。

2.急性排斥　术后3个月之内大多数患者至少经历过一次以上的急性排斥。多数患者应用抗排斥的免疫治疗效果良好,肾功能多能恢复。如排斥发生严重,治疗不当,可产生不可逆性损害。当肾脏受到一次较重的排斥损害后,如再次发生排斥,可进一步加重肾功能的损害。有些作者认为较重的急性排斥在术后1周出现,称为"加速排斥"(accelerated rejection)。表现为在多尿的基础上突然少尿或无尿,同时可出现各种各样的临床症状,如发热、肾区压痛,经加强免疫治疗,临床症状虽有改善,但肾功能(移植肾)很难恢复。针穿刺活检,组织间隙见有明显出血。肾切除与否需依据临床检查来判断。暴发性排斥常造成肾功能直线下降,患者常在几周内间歇性多次急性排斥发作。治疗可用甲基泼尼松龙0.5～1.0g/d,静脉给药,3～5天为一疗程。由于加大了激素的用量,可出现一系列的并发症,尤其可导致感染加重,应采取预防措施。

3.慢性排斥　慢性排斥发生在术后几周或几个月,肾功能逐渐损害,活检表现为肾缺血,肾动脉变窄,组织间隙纤维化。慢性排斥无论怎样调整免疫抑制治疗都无效,表现为高血压、蛋白尿、四肢水肿,常迫使医生采取移植肾切除,回到透析治疗。对无症状的患者,可依肌酐测定曲线变化来判断肾功能是否仍存在,以决定是否切肾或透析。如证实肾功能丧失,则应考虑移植肾切除,或重新回到血透治疗。

4.急性肾小管坏死　肾小管的细胞对缺血十分敏感,肾衰常发生在低血容量性休克之后。供肾者在取肾前经历一个较长的低血压过程,供肾已经有缺血性改变。超过20min的缺血,急性肾小管坏死几乎不可避免,常引起术后尿闭,随肾小管上皮的再生尿量逐渐增加。肾小管坏死很少造成完全性尿闭,如无尿则应想到血管或输尿管的问题。有时肾小管功能恢复后出现多尿期,尿液稀释,导致水、电解质紊乱。在透析方便的单位可提供透析,在透析过程中或结束后,尿量下降。但对肾小管功能是否恢复及新的排斥是否出现都不能单纯依靠尿量来判断,进一步的确定要靠肾穿刺活检。

5.外科并发症　肾移植手术尚有肾静脉栓塞、肾动脉血栓形成、肾动脉狭窄、尿路感染、尿瘘、输尿管狭窄、移植肾周围积液等手术相关并发症。

6.感染　是肾移植的重要并发症及死亡原因。免疫抑制药的应用降低了患者对感染的反应能力是造成患者感染的主要因素。机会性感染也较常见,如感染后由于应用广谱抗生素导致菌群失调,发生假膜性肠炎。

7.消化系统并发症　包括十二指肠溃疡、憩室病、胰腺炎等,一般认为与免疫抑制药物治疗有关。

8.恶性病变　免疫抑制药物的应用使机体对肿瘤的免疫防御受到影响,各种肿瘤都可发生,但皮肤癌、淋巴样肿瘤最为常见,约占所有肿瘤的1/3。治疗要根据患者情况考虑,如病变局限,可继续应用免疫抑制药物,如已有转移则应考虑停止免疫抑制治疗。

9.其他　患者还可有高血压、缺血性心脏病、周围血管疾病、甲状旁腺功能亢进等慢性肾脏病的常见并发症。

# 第五章　血液透析

## 第一节　血液灌流

血液灌流(hemoperfusion,HP)是利用体外循环灌流器中吸附剂的吸附作用来清除患者血液中的内源性和外源性毒物、药物以及机体的代谢废物等一种血液净化方法。HP 是临床上常用且非常有效的治疗手段,常常应用于药物和毒物中毒的抢救。同时,还可以与 HD 结合治疗尿毒症的一些慢性并发症,以及应用于急慢性肝功能衰竭。

近年来,一些学者利用 HP 对内毒素和炎症介质的吸附性能,开发了一系列的新的临床产品并在一些危重症患者的治疗中取得良好的效果。这使 HP 在临床的应用进入一个新的阶段。

### 一、吸附材料

目前临床上常用的吸附材料有药用炭和树脂,其他的材料还有高分子的过渡金属络合物、固载氧化 β—环糊精吸附剂和将特性抗原或抗体等包裹在吸附材料的表面制成的免疫吸附剂等。这里主要介绍药用炭和树脂。

(一)药用炭

药用炭是一种广谱吸附材料,临床上使用的药用炭种类有石油炭、树脂炭和子母囊炭,其中最好是以珠状石油炭。

1. 药用炭的特性　药用炭具有多孔性、高比表面积的特性,且其孔径分布广,孔隙率高,故其吸附容量高,速度快。药用炭的吸附过程是非特异性的,可通过复杂的物理作用吸附多种化合物,尤其是无极性、低极性或疏水性的分子。另外,活炭与血液直接接触会引起血细胞的破坏,同时炭微粒的脱落会导致微血管栓塞,所以药用炭需进行包裹后才能在临床使用。不同的包裹材料的性能和包裹技术都会对药用炭的吸附效能产生影响,目前临床多使用白蛋白火棉胶包裹药用炭。

2. 药用炭的吸附谱　药用炭能吸附体内多种代谢产物,如尿酸、肌酐、胍类,对中分子物质也有较好的吸附性能。同时,其对一些小分子的外源性药物和毒物如安定、巴比妥类等有很好地清除效能。药用炭对水、电解质和尿素无清除作用。

(二)树脂

合成树脂是由苯乙烯与二乙烯苯聚合而成的网状立体结构的高分子聚合物,可根据其骨架上是否带有极性交换基团分为离子交换树脂和吸附树脂。

1. 吸附树脂的性能　吸附树脂的比表面积较药用炭小,其吸附能力稍逊于后者。树脂的化学稳定性高,血液相容性好,另外其机械强度高,不易出现微粒脱落。但由于树脂是多孔聚合物,与血液直接接触会引起血小板的破坏,同时也存在微粒脱落的风险。所以,临床还需对树脂进行包裹,包裹材料与药用炭相似。

2.吸附树脂的吸附谱　吸附树脂易吸附脂溶性物质,对各种亲脂性及带疏水基团的物质如芳香族氨基酸、胆红素和有机磷农药有较强的吸附效能。

## 二、HP 的设备

HP 的设备包括灌流器和治疗所需的动力系统。

(一)灌流器

灌流器是装载吸附材料的容器。灌流器需具有预冲容量小、血液相容性好、血流阻力低、密封性能好等特点。

1.灌流器的结构　常用的灌流器外形多呈腰鼓型、圆柱形、梭型等,所有灌流器都具备四部分:罐体、吸附剂、网子和连接口。

2.灌流器的类型　有可弃式和复用式两种。可弃式预先装好吸附剂,并消毒密封,供一次性使用;复用式可自行装入吸附剂,然后经高温高压蒸汽消毒后才能使用。目前临床上多使用一次性(可弃式)的灌流器。

(二)动力系统

动力系统是推动血液运行的装置。临床上可使用专门的血液灌流机、透析机、普通血泵和连续性肾脏替代治疗机器进行血液灌流。如果情况紧急且患者心脏功能良好,偶可利用动静脉压力差维持血液的运行来进行血液灌流。

## 三、HP 的操作

(一)操作前的准备

进行 HP 前应有血常规、血型的结果,同时需了解患者的凝血功能情况。

(二)血管通路

直接动静脉穿刺、中心静脉置管和动静脉内瘘均可用于 HP,具体血管通路的选择应视临床实际情况而定。

1.直接动静脉穿刺　这种方法比较简单方便,且容易操作。一般只需选用浅表动静脉即可。但反复穿刺会增加患者的痛苦,还可能引起血肿或动脉瘘,故此法只适合需要短时间内开始治疗的患者。

2.中心静脉置管　中心静脉留置双腔静脉导管是 HP 较好的血管通路,尤其适合于需要多次治疗的患者。颈内静脉、股静脉和锁骨下静脉均可作为选择。临床上需注意的是中心静脉穿刺的一些并发症。治疗结束应尽早拔除留置导管。

3.动静脉内瘘　适用于维持性 HD 患者因某些并发症需进行 HP 联合 HD 治疗时。

(三)系统的设置和预冲

1.灌流器的准备　一次性灌流器需检查其完整性和有效期。复用式灌流器使用前先装入成品药用炭颗粒,然后进行高温高压消毒。每次使用后将药用炭弃去并彻底清洁灌流器。

2.灌流器和管路的预冲　预冲时将灌流器的动脉端朝下,静脉端朝上,预冲液从下而上冲洗灌流器。预冲目的是清除脱落的微粒,并使吸附剂颗粒充分湿化、吸水膨胀,同时驱除灌流器内空气。预冲结束后用肝素生理盐水溶液充满灌流器和管路,并将灌流器的动脉端朝上,静脉端朝下。

3.预冲液的选择 一般可使用生理盐水和葡萄糖溶液作为预冲液,如患者存在低血容量或低血压可选择新鲜血浆或5%的白蛋白,也可选用羧甲淀粉。具体用量视体外循环容量而定。

(四)抗凝技术

HP所使用的抗凝剂种类和HD相似,但用量较HD为大。这是因力吸附剂表面粗糙度显著高于透析膜,且其比表面积远大于透析膜,所以与血液接触面明显增加,需要的抗凝剂量大大增加。

1.肝素 肝素常用剂量较普通HD患者大,文献报道其初始用量为1.0～2.0mg/kg,维持剂量为每小时8～10mg;根据中山大学附属第一医院肾内科的经验肝素首剂0.5～1.0mg/kg,然后每小时追加8～16mg也可以取得良好的抗凝效果。由于不同患者对肝素的敏感性有较大的差异,所以临床上应根据实际情况进行肝素剂量的调整。一般来说,凝血时间维持在45～60s是安全的。如果患者存在凝血功能紊乱,可使用局限肝素抗凝法,即灌流器前使用肝素,灌流器后用鱼精蛋白中和,鱼精蛋白的剂量为肝素剂量的1～1.5倍。使用,前必须明确患者的药物过敏史。临床上对使用低分子量肝素作为抗凝剂尚无定论。

2.无抗凝剂法 对于高危出血风险或有出血症状者,可考虑采用无抗凝剂法,定期用生理盐水冲洗体外循环,但较易出现灌流器的堵塞,故临床上并不常用。

(五)治疗结束的操作

在治疗结束后,一般使用空气回血,尽量不使用生理盐水或其他液体回血,以免在液体的冲刷作用下被吸附的物质重新释放入血。

由于整个治疗过程肝素的用量较大,治疗结束后可酌情静脉推注鱼精蛋白25～50mg(过敏者禁用)。

(六)HP治疗过程中的监护

HP治疗过程中应密切监测患者的生命体征、凝血功能的变化,并发症的发生和治疗系统的状态等。

1.生命体征的监测 在治疗过程中必须密切监测患者的呼吸、脉搏、血压和体温的变化。如出现变化,需马上进行处理。一般在治疗药物中毒的病例时,尽量不要停止HP,以免丧失抢救机会。如出现血压下降,可补充血容量或使用升压药物,仅当积极处理后仍存在严重心功能不全、休克时,应停止HP,改用其他方法。如患者出现寒战高热,需注意过敏反应,明确诊断后应立即停止治疗,并予对症处理。

2.凝血功能的监测 HP治疗过程中应常规监测凝血功能变化,约1h监测1次,体外循环凝血时间维持在45～60min左右水平。

3.并发症的监测 HP治疗过程中可能出现某些并发症,应予及时处理。并发症及其处理将在下文详细讲述。

4.系统的监测 主要进行动脉压、静脉压、空气的监测。如使用有监测系统的机器进行治疗时由机器完成;如紧急情况使用无监护装置的HP,则需操作者密切观察。

#### 四、HP 处方的制定

HP 处方的内容包括:灌流器的种类,所需的动力系统,治疗参数(血流量、治疗时间),抗凝方案等。

(一)治疗参考

1.血流量的设定　HP 的血流量在 100～200mL/min 之间。一般来说,血流量越快,吸附率越低,灌流治疗时间越长血流量越慢,吸附率越高,治疗时间越短。但如果血流量过慢,则凝血机会增加,抗凝剂用量增多。

2.治疗时间的设定　每次 HP 治疗时间需根据吸附剂的种类和血流量来决定。在血流量相对固定时,治疗时间主要与吸附剂的吸附效能相关。一般情况下药用炭吸附剂对溶质的吸附在 2～3h 接近饱和,在治疗 2h 后会出现被吸附物质解吸。所以单次灌流治疗时间多为 2h 左右。如有必要继续 HP 治疗,可在 2h 后使用第二个灌流器,但一次灌流治疗的总时间不能超过 6h。

(二)治疗方案的选择

临床上一般根据患者的病情来决定 HP 治疗的次数。由于吸附剂与血液直接接触会引起血细胞的破坏,所以有学者提出血浆灌流(血浆吸附)的方法。即血液先经过血浆分离器将血浆分离出来,然后血浆再通过灌流器,最后经过吸附后的血浆和血细胞混合后回输体内。这种方法在避免吸附剂与血细胞直接接触同时还可能提高吸附效能,但操作较为复杂且增加医疗费用,故尚未在临床广泛应用。目前主要应用于一些重症患者。

#### 五、HP 的适应证

(一)急性毒物和药物中毒

急性毒物和药物中毒常常会引起复杂的临床症状,特别是神经系统症状,在一般的内科处理(洗胃、大量补液、利尿和拮抗药物的应用等)未能奏效时,往往需进行 HP 治疗。HP 通过有效清除中、大分子毒素和脂溶性高、蛋白结合率高的药物和毒物,阻止药物和毒物对机体的进一步损害。因 HP 对已出现药物和毒物的效应无作用,所以在 HP 同时必须进行相应的处理。

1.HP 的指征　①药物和毒物剂量达到或超过致死剂量者。②血药浓度达到或超过致死浓度者。③严重中毒导致呼吸、循环衰竭,经积极内科治疗无效且病情进行性恶化者。④出现中度以上脑功能不全者。⑤伴有严重肝、肾衰竭导致药物排泄能力下降者。⑥毒物或药物有继续吸收可能性者。⑦可能产生代谢障碍和/或延迟效应的毒物中毒者。

对中毒量和/或血药浓度达到甚至超过致死量的患者需立即进行 HP 治疗。有两种或两种以上药物同时中毒的患者,由于药物间可能出现协同效应,所以就算血药浓度未达到致死量也应该尽早进行 HP 治疗。

不宜进行 HP 治疗的情况:①迅速起效的药物。②作用不可逆转的药物。③进行体内很快与组织结合而血药浓度不高的药物。④机体对药物的代谢清除效能高于 HP 的清除率。⑤HD 对药物和毒物清除率大于 HP 者,如阿司匹林、醇类、咖啡因等。

2.HP 能清除的药物　一般来说,对组织亲和力小、脂溶性较高、分子量较大及血浆浓度高的药物或毒物中毒者,HP 疗效较好。可被 HP 清除的药物及毒物有巴比妥类和非巴比妥类镇静药、解热镇痛药、镇静安眠药、安定类、三环类抗抑郁药、抗生素、洋地黄、奎尼丁、普鲁卡因胺、氨茶碱、茶碱、酚类、苯酚、四氯化碳、三氯乙烯、有机氯、有机磷、除草剂等。

3.治疗方案　HP 的治疗方案应根据中毒的药物和临床具体情况来决定。对中毒量低、临床症状较轻的患者，单次治疗即可改善症状。如中毒量大，临床症状重，特别是神经系统症状明显的患者，常需多次治疗方能达到治疗效果。对于亲脂性的毒物或药物者，在治疗后毒物或药物会从脂肪组织释放入血，再度引起中毒症状，故需间隔一段时间进行 HP 治疗。一般 2～3 次治疗后可将毒物或药物全部清除。

4.疗效评价　由于进行 HP 治疗的中毒患者的病情都很严重，所以不能用最终转归来判断 HP 的存效。一般认为，HP 治疗期间患者的临床症状都会有或多或少的改善，可表现为神经系统症状改善、血流动力学稳定等。

(二)尿毒症

随着研究的深入，新的尿毒症毒素逐渐为人们认识。除了尿素、肌酐、尿酸、胍类、同型半胱氨酸、甲状旁腺素、瘦素等小、中分子毒素外，还有一些大分子的毒素。普通的 HD 对中、大分子毒素的清除很少，需采取其他方法对这些毒素进行清除。HP 能清除中、大分子毒素、药用炭还吸附肌酐、尿酸、胍类等，但不能清除尿素氮、水及电解质，临床上不能单独用于尿毒症的治疗。所以临床上多为 HP 联合 HD 治疗尿毒症。

HP 联合 HD 是指在治疗过程中同时使用两种治疗模式，将灌流器和与透析器串联(灌流器在前)治疗 2h 后将灌流器分离，继续 HD 治疗。

1.HP 联合 HD 治疗的指证　目前尚无具体的指证。临床研究表明，长期应用 HP 对尿毒症一些慢性并发症有较好的疗效。联合治疗可以缓解尿毒症性心包炎，减轻瘙痒，改善高凝状态。同时，可以改善睡眠障碍和周围神经病变症状。联合治疗对尿酸和肌酐的清除率显著升高，有学者认为可以减少透析次数和缩短总的透析时间。

2.治疗方案　现有 HP 和 HD 联合治疗相关研究的样本量都较少，且方法各异，所以对于联合治疗的剂量、方法和疗程目前尚无统一的观点。

3.疗效评价　目前尚无有关联合治疗疗效评价的标准。现在主要是根据临床症状的改善来评价其疗效。

(三)肝性脑病

HP 可有效清除血液中的氨和假性神经传导递质，同时通过清除芳香族氨基酸而提高支链与芳香族氨基酸的比例，另外 HP 还可清除胆红素、硫醇、酚和游离脂肪酸等物质。临床上 HP 可以单独应用于肝性脑病的治疗，也可以与其他治疗模式联合治疗肝功能衰竭，如分子吸附再循环系统(MARS)。

1.HP 的指证　有关 HP 治疗肝性脑病的指证尚无统一的观点。多数学者认为其主要适应证是暴发性肝衰竭，早期(Ⅲ级)应用可以降低死亡率。

2.治疗方案　目前 HP 治疗肝性脑病的报道都是小样本，缺乏对照的研究。所以理想的 HP 治疗剂量和疗程尚未确定。有报道认为，在急性暴发性肝衰竭时每 12h 1 次 HP 能取得较好的效果。

需要注意的是，HP 会引起血小板的破坏和凝血因子的丢失，导致凝血功能障碍，所以在 HP 治疗时应输注新鲜冰冻血浆和血小板。

3.疗效的评价　主要根据临床症状，特别是神经系统症状的变化来评估 HP 的疗效。现有的资料显示 HP 能改善肝性脑病患者的病情,部分患者能逆转昏迷,但未能证实能提高生存率。

（四）感染性疾病

HP 对血液中内毒素(脂多糖)和炎症介质(肿瘤坏死因子 α、白介素 6 等)有良好的清除作用,临床上可用于败血症的治疗。临床上 HP 治疗败血症的方法主要有三种:非选择性吸附(药用炭)、选择性吸附(多黏菌素 B)和特异性吸附(抗内毒素抗体)。

1. HP 的指证　败血症和败血症休克患者可以进行 HP 治疗。烧伤患者也可以行 HP 治疗。对于感染性疾病患者,HP 对病情的改善是有帮助的,但临床上仍应以有效的抗生素治疗为主。抗生素治疗时应注意 HP 对药物的清除,及时调整药物用量。

2. 治疗方案　目前 HP 治疗败血症的研究以动物试验多见,临床研究都是小样本,缺乏对照的研究。所以理想的 HP 治疗剂量和疗程尚未确定。

3. 疗效评价　HP 对败血症的疗效主要取决于吸附剂的种类,一般认为选择性和特异性吸附效果优于非选择性吸附。临床评价指标包括临床症状和白细胞计数等。

（五）多器官功能障碍综合征(MODS)

HP 可以清除血液中炎症介质、细胞因子,同时对某些代谢废物(如肌酐等)也有清除作用,所以对 MODS 患者有一定的疗效。由于 MODS 发病机制涉及多个方面,HP 不能单独应用于 MODS 患者的治疗。临床上常与连续性肾脏替代治疗(CRRT)联合治疗。HP 联合CRRT 的方法有:灌流器与血液滤过器串联(灌流器在前);配对血浆滤过吸附(CPFA)和血浆滤过吸附透析(PFAD),后两种方法需同时使用血浆分离器。

1. HP 的指证　MODS、全身炎症反应综合征(SIRS)、脓毒血症患者都可以进行 HP 联合CRRT 治疗。

2. 治疗方案　目前尚无统一的治疗方案。现有的资料多建议每天进行 HP 联合 CRRT治疗,每次用 1～2 个灌流器,HP 治疗结束后继续 CRRT。

3. 疗效评价　主要根据临床症状和各器官功能变化情况来评价 HP 疗效。

（六）其他疾病

HP 还可用于系统红斑狼疮、高脂血症、支气管哮喘、银屑病、精神分裂症、甲状腺危象、钼过多症等。HP 也可用于肿瘤化疗,以减少化疗药物对组织的损害。

## 六、HP 的相对禁忌证

HP 无绝对禁忌证,相对禁忌证包括出血倾向、血小板少于 $70×10^9/L$、白细胞减少症、低血容量性休克和高血容量性心力衰竭及其他凝血功能障碍。

## 七、HP 的不良反应

（一）一般的不良反应

类似于 HD,HP 治疗过程中也可能出现发热、出血、失血、凝血等不良反应。

（二）HP 特殊的不良反应

1. 血小板减少　一般发生在开始治疗 2h 内,以 0.5～1h 最明显,血小板计数可降至治疗前的 30%～40%。使用血液相容性好的灌流器可减少该并发症的发生。

2. 微粒栓塞　使用未包裹的药用炭,开始治疗前用大量生理盐水冲洗灌流器,将微粒冲

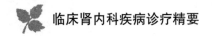

出,可减少该并发症的发生,自从各种包裹材料应用于临床后,该并发症已很少出现。

3.营养物质丢失　HP 能吸附氨基酸,尤其是芳香族氨基酸。短期进行 HP 治疗,机体尚可代偿。如长期使用则需要补充。

4.体温下降　主要与体外循环未用加热装置有关,以冬天多见。

5.其他　低血钙、低血糖,药物的清除等。

# 第二节　血浆置换

血浆置换(plasma exchange,PE)是指将全血分离成血浆和细胞成分,然后将患者的血浆舍弃,同时补充健康人血浆或血浆代用品的过程。随着技术水平的提高,在将血浆和血细胞分离后,还可以根据临床需要去除全血中的细胞成分,也可以依临床需要将血细胞或血浆进一步分成许多亚成分加以清除,同时回输或有选择的不回输相应的某些血液成分,这种方法称为血浆成分分离。

由于 PE 能直接且快速清除一些致病因子(包括自身免疫性疾病的抗体、免疫复合物、异型抗原、脂蛋白及与蛋白结合的毒素等),同时补充正常血浆中的生理因子。另外,PE 通过清除免疫抑制因子,可暂时恢复免疫功能。临床上常用于一些免疫性疾病的治疗。近年来,PE与其他血液净化治疗方法联合用于一些危重症患者的治疗,取得了良好的效果。

## 一、PE 的方法

血浆的分离方法可分为离心式分离和膜式滤过两种。

（一）膜式血浆分离

膜式分离是通过不同孔径大小的膜对不同血浆成分进行分离,而血细胞则被截留。筛系数是决定血浆成分清除量,在一定的血流量和跨膜压条件下,不同的血浆成分都有其自己的筛系数。根据分离的血浆成分的情况,还可分为血浆分离和血浆成分分离(包括双重膜滤过、冷滤过和血浆电泳等)。

（二）离心式血浆分离

离心式分离是利用血浆中成分的比重不同,在离心力的作用下,将血细胞和血浆分离,通过不同的管路进行收集。也可进一步将血细胞分离成红细胞、血小板和白细胞。根据分离血浆和回输血细胞成分的时间顺序可分为间断性离心和连续性离心。离心式分离需用枸橼酸抗凝,使用时应注意出现低钙血症。

（三）血浆分离方法的选择

膜式分离一般不丢失血细胞成分,同时可进行血浆成分的分离,操作较简单,且不需要特殊的机器,所以目前临床多采用膜式分离方法。但其所清除的物质受特定筛系数的限制,且对血管通路要求较高,故需根据实际情况调整治疗方案。离心式分离对血浆清除更有效,但需要特定的机器和枸橼酸抗凝,故临床较为少用,主要应用于血库准备成分输血时进行血液成分分离。下文主要是介绍膜式血浆分离。

## 二、PE 的设备

PE 的设备包括血浆分离器和进行治疗所需的动力系统。

1.血浆分离器　用于 PE 的分离膜必须具有性质稳定、生物相容性好、渗透性高的特性。膜孔径在 0.2~0.6μm 之间,这个范围可容许所有血浆成分通过而截留血细胞成分。膜材料包括,二醋酸纤维、聚乙烯、聚甲基丙烯酸甲酯、聚砜、氯化聚乙烯、聚氟乙烯等。

2.动力系统　离心式分离有专用的血浆离心机。膜式分离的进行有赖推动血液运行的动力系统。临床上可使用专门的血浆分离机、透析机、普通血泵和连续性肾脏替代治疗机器进行 PE。临床上可根据实际情况选用相应的机器。

### 三、血浆置换的操作

(一)操作前的准备

由于需要用血浆作为置换液,所以进行治疗前必须有血常规、血型的结果。治疗前需根据凝血功能的结果来制定抗凝方案。另外,在配置白蛋白溶液时,可能需要复方氯化钠溶液,故在治疗前最好知道肝功能状况。

(二)血管通路

PE 治疗的血流量要求不高,直接动静脉穿刺、中心静脉置管和动静脉内瘘均可用于血浆置换,具体血管通路的选择应视临床实际情况而定。

1.直接动静脉穿刺　这种方法比较简单方便,且容易操作。一般只需选用浅表动静脉即可保证治疗所需血流量。但反复穿刺会增加患者的痛苦,还可能引起血肿或动脉瘘,故此法只适合治疗次数少的患者。

2.中心静脉置管　中心静脉留置双腔静脉导管是 PE 较好的血管通路,尤其适合于需要多次治疗的患者。颈内静脉、股静脉和锁骨下静脉均可作为选择,临床上需注意的是静脉穿刺的一些并发症。

3.动静脉内瘘　如果因为某种疾病(如冷球蛋白血症和高胆固醇血症)需要长期进行 PE 治疗,可考虑建议患者建立动静脉内瘘作为血管通路。维持性 HD 患者因其他并发症需进行 PE 时,也可以使用动静脉内瘘为血管通路。

(三)置换液

PE 的置换液可选用白蛋白溶液、新鲜冰冻血浆、血浆代用品等,也有使用纯化的血浆蛋白分离液的报道。

1.白蛋白溶液　白蛋白溶液疾病传染的风险低,过敏反应少见,不需进行血型的匹配,临床上使用较为方便。但价格昂贵,无凝血因子和免疫球蛋白,置换量过大可能会引起凝血功能紊乱。临床上多使用浓度为 3.5%~5% 的白蛋白溶液作为置换液,即 20% 白蛋白用复方氯化钠溶液进行稀释。如患者存在肝功能不全,应用生理盐水进行稀释。另外,使用白蛋白溶液可能会引起低钾血症,应注意监测。

2.新鲜冰冻血浆　其主要优点是含有凝血因子,但有肝炎、艾滋病传染的风险,可引起过敏反应,故临床上并不常用。另外,必须进行血型的匹配,保存剂中的枸橼酸可能会引起低钙血症。临床上新鲜冰冻血浆主要用于血栓性血小板减少性紫癜－溶血性尿毒性综合征(TTP/HUS)患者进行 PE,是由于新鲜冰冻血浆自身对该病有治疗作用,同时对维持低血小板患者的血液凝固性有利。

3.血浆代用品　由于血浆代用品进入体内很快就分解,用量过多会引起机体功能紊乱,故临床上较少使用。用量只能为置换液总量的 30%,且最好在治疗开始阶段使用。

4.纯化的血浆蛋白分离液　其主要成分是白蛋白和β球蛋白,而去掉α、γ球蛋白及大部分凝血因子。其优点是无引起肝炎的风险,但来源困难,价格昂贵,临床上很少使用。

（四）抗凝技术

PE所使用的抗凝剂和HD相似,用量较HD为大,这是因为大量抗凝剂被PE设备所吸附。

1.肝素　肝素常用剂量约为HD患者用量的2倍。根据中山大学附属第一医院肾内科的经验,对普通患者的肝素初始用量为0.5～0.8mg/kg,维持用量每小时约8～16mg左右。由于不同患者对肝素的敏感性有较大的差异,所以临床上应根据实际情况进行肝素剂量的调整。如果患者存在凝血功能紊乱,可使用局限肝素抗凝法,即分离器使用肝素,分离器后用鱼精蛋白中和,鱼精蛋白的剂量为肝素剂量的1～1.5倍。使用前,必须明确患者的药物过敏史。临床上也可使用低分子量肝素作为抗凝剂,但样本量较小,且剂量各家报道不一,未能形成统一观点。

2.枸橼酸盐　国外在进行PE时,多使用枸橼酸盐作为抗凝剂。在进行治疗时需注意枸橼酸的输入量和血流速度的比率,特别在膜式PE时应用较低的枸橼酸盐和血液流速比率。在治疗过程中需监测血钙浓度变化,预防低钙血症。同时,还需注意碱中毒的可能。国内在PE时,较少使用枸橼酸盐。肝功能不全的患者对枸橼酸代谢能力不足,这些患者应慎用枸橼酸盐。

3.无抗凝剂法　对于高危出血风险或有出血症状者,可考虑采用无抗凝剂法,定期用生理盐水冲洗体外循环。

## 四、PE处方的设定

PE处方的内容包括:血浆分离器的种类,所需的动力系统,治疗参数（血流量、血浆置换的速度和治疗时间）,血浆置换容量,抗凝方案。

（一）治疗参数

1.血流量　PE的血流量不宜过快,一般在100mL/min左右。

2.血浆置换速度　血浆置换速度以800～1000mL/h为宜。

3.治疗时间　主要是根据血浆置换容量和速度来设定治疗时间。

（二）血浆置换容量

单次PE的置换容量一般为1～2倍人体血浆容量。人体血浆容量可根据以下公式进行估算:$PV=(1-gct)\times(b+cW)$,其中PV代表血浆容量,gct为红细胞压积,W为干体重,b、c为常数(b男性为1530,女性为864;c男性为41,女性为47.2),临床上常用40mL/kg作为快速估算血浆容量的数值。

（三）治疗方案的选择

PE的适应证较为广泛,所以其治疗方案也不尽相同。理论上24～36h进行治疗1次,连续5次为1疗程;对半衰期短的物质(如IgM,LDL),疗程适当延长至10～14次;同时应该同时联合免疫抑制治疗。

## 五、PE的适应证

PE主要用于免疫性疾病和代谢性疾病,但并不能适用于所有的临床情况。临床上根据

PE对某种疾病的疗效和疾病本身特点将PE的适应证分为四个级别：Ⅰ类：血浆置换是首选的治疗，能逆转疾病的发展，降低器官衰竭率和病死率，提高治愈率。Ⅱ类：普遍认为是一种辅助或支持性治疗，而不能作为首选或独立的方法。Ⅲ类：现尚无足够的证据证实有效。Ⅳ类：已有对照试验显示无任何效果。

以下是临床上常用PE治疗的疾病及其治疗方案。

（一）抗肾小球基底膜肾病

PE可迅速清除循环中的抗GBM抗体，能改善临床症状，减低患者进入终末期肾病机率，提高存活率。抗GBM肾病属PE的Ⅰ类适应证。

1.适应证 ①急速进展的肾衰竭。②肾活体组织检查证实为新月体肾炎。③有咯血和肺出血表现。④血抗-GBM抗体阳性。

2.治疗方案 采用强化PE方案。PE治疗量从2000mL开始，每天一次，可用1～2个血浆容量，连续7天。然后根据病情变化和抗体再合成情况决定是否进一步治疗，但不需每天进行治疗。

3.疗效评价 主要根据肾功能（血肌酐和尿量）、肺部症状（咯血症状、动脉氧分压和X线胸部摄片）和循环抗-GBM水平来评估PE的疗效。

（二）血栓性血小板减少性紫癜-溶血性尿毒症综合征（TTP/HUS）

PE可以清除TTP患者循环中异常大分子量的von Willebrand factor（vWF肽），同时补充血中缺乏的某些物质，是TTP患者首选的治疗方法。PE也可以清除血浆中合成前列环素（$PGI_2$）的抑制物，可改善患者的临床症状。

1.适应证 ①血小板计数少于$50\times10^9/L$。②微血管病性溶血性贫血伴乳酸脱氢酶升高。③出现器官功能衰竭（特别是神经源性）。

2.治疗方案 TTP患者的PE治疗使用的置换液为新鲜冰冻血浆，每次血浆置换量为2～4L，每天1次，连续数天到急性期病情平息后改为每周3次，持续数周直到病情稳定。HUS患者血浆置换量每次2～4L，开始时每天1次，3～4次后改为隔日1次或每周2次。

3.疗效评价 主要根据血小板计数、血清乳酸脱氢酶水平和临床症状改善（神经系统症状、贫血、肾功能情况等）来评估PE的疗效。

（三）冷球蛋白血症

PE对血液中明显增加的冷球蛋白有很好地清除作用，特别适用于存在肾功能不全的患者，属Ⅰ类适应证。

1.适应证 ①冷球蛋白滴度超过1g％。②出现肾功能不全或皮肤溃疡。③临床上有高黏度综合征的体征。

2.治疗方案 置换液使用白蛋白溶液。每次置换液量为1个血浆容量，隔日进行治疗，直至血浆冷球蛋白滴度降至2g％以下，或血肌酐降至正常。

3.疗效评价 主要根据冷球蛋白滴度，血肌酐水平和临床症状（皮肤紫癜或皮疹、肝脾淋巴结肿大、关节痛、雷诺现象等）来评估。

（四）吉兰-巴雷综合征（Guillain-Barre syndrome，GBS）

PE可以清除循环中致病性自身抗体，可缓解临床症状。PE的疗效与静脉注射大剂量免疫球蛋白相当，但两者无协同作用，故临床上多选用单一方法，GBS属Ⅰ类适应证。

1.适应证 ①存在波及上肢和更高位的上行性麻痹。②肺功能参数降至正常值的80％

# 第三节　连续性肾脏替代治疗

连续性肾脏替代治疗(continuous renal replacement therapy,CRRT)是采用每天连续24h或接近24h的一种连续性血液净化疗法以替代受损肾脏的功能,是所有连续、缓慢地清除水分和溶质的治疗方式的总称。1977年,Kramer首先将连续性动静脉血液滤过(CAVH)应用于急性肾衰竭(ARF)的治疗,让临床医生摆脱了传统的间歇性HD的观念。1982年美国FDA正式批准CAVH在ICU中应用,从此衍生出一系列的CRRT技术。1995年第一届国际性CRRT学术会议对有关的CRRT技术进行统一命名。随着研究的深入,CRRT的众多优点得到大多数临床医生的认可,其工作重心也逐渐从"肾脏替代"向"肾脏支持"(renal-support)转移。正因如此,CRRT的临床应用范围大大超出了原来肾脏替代治疗的领域,扩展到各种非肾脏病临床上常见危重病的治疗。

CRRT能够缓慢、连续、大量清除溶质和水分,维持水、电解质和酸碱平衡的稳定;有效地清除体内代谢废物、内毒素、炎症介质和细胞因子,改善机体内环境;加强肾脏支持治疗,促进肾功能恢复;确保营养支持,为机体恢复提供能量的保证;血流动力学稳定,减少HD并发症。CRRT具有的众多优势使它在临床上得到广泛的应用,并成为多脏器支持治疗(MOST)的重要组成部分。

## 一、连续性肾脏替代治疗的治疗模式

CRRT的治疗模式包括:CAVH、连续性静脉静脉血液滤过(CVVH)、动静脉缓慢连续性超滤(AVSCUF)、静脉静脉缓慢连续性超滤(VVSCUF)、连续性动静脉HD(CAVHD)、连续性静脉静脉HD(CVVHD)、连续性动静脉HD滤过(CAVHDF)、连续性静脉静脉HD滤过(CVVHDF)、连续性高容量透析(CHFD)、高容量血液滤过(HVHF)、连续性血浆滤过吸附(CPFA)。

## 二、连续性肾脏替代治疗的设备

(一)滤过膜和滤器

CRRT所使用的滤器是从HD使用的透析器发展而来的。和HD不同的是,CRRT对滤器要求较高。对于需进行CRRT的患者来说,应当选择生物相容性好的高通量滤器。

1.CRRT　使用的滤过膜为合成的高分子聚合材料膜,具有超滤系数高、通透性好、生物相容性好、无毒、无致热源并有一定的吸附能力的特点。高通量的合成膜按结构可分为微孔型和指型两种。微孔型膜的结构对称,临床使用的有磺化型聚丙烯腈(AN69)膜和聚甲基丙烯酸甲酯(PMMA)膜。指型膜的结构不对称,有聚砜(PS)膜和聚酰胺(PA)膜。临床也有使用高通量的修饰性/再生纤维素膜(三醋酸纤维素膜)的报道。近年来,有关新型滤过膜的研究主要在于提高其截留分子量和吸附能力方面。临床上有使用高截留量(high-cutoff)膜和带选择性吸附炎症因子配基膜治疗脓毒血症的报道。但由于这些滤器较为昂贵,故未能在临床广泛应用。

2.CRRT　使用滤器有阻力低、牢固性高,容积小、面积大等特点。通常纤维直径较粗($>200\sim250\mu m$)、较短($<15cm$;耐受跨膜压$>300\sim400mmHg$)。

（二）CRRT 机器

CRRT 系统包括血泵、管道连接、滤器、空气捕获器、容量控制系统、监控系统。临床上使用的 CRRT 机器根据其容量系统和血泵系统不同,可分为容量平衡系统/血泵系统分离型、容量平衡系统/血泵系统一体化型,高容量血液滤过机器型。随着技术的进步,目前临床上使用的 CRRT 机器都具有体积小、灵活机动、人机界面友好等特点,都能进行多种治疗模式。

### 三、连续性肾脏替代治疗的操作

（一）血管通路

建立和维持一个良好的血管通路是 CRRT 得以顺利进行的保证。临床上 CRRT 的血管通路的选择和 HD 中血管通路相似。过去常利用动静脉压力差来驱动体外循环,需分别进行动静脉置管。这种方法经常会出现血流量低、血肿发生率高、管路堵塞等缺点,且较难保证 CRRT 顺利进行。所以,目前基本已不用。现在临床上多利用血泵来驱动体外循环。这样既保证了充足的血流量,又可以减少管路堵塞的发生。CRRT 的临时血管通路包括:

1. 中心静脉置管　中心静脉留置导管,具有使用时间长、护理方便、血流量充足的优点,为 CRRT 首选血管通路。

（1）导管的类型:静脉导管有单腔导管、双腔导管和三腔导管三种类型。①单腔导管早期常用于单针模式或 CAVH、CAVHD 等治疗中,也有学者报道中心静脉置入单腔导管作为引血端,另取外周静脉作为回血端。近年来由于多使用血泵驱动体外循环,故单腔导管已较少使用。但如需进行 HVHF 时由于需要血流量较大,使用双腔导管可能增加再循环量,可考虑取两条深静脉分别留置单腔导管进行治疗。②双腔导管具有两个管腔,可呈侧侧排列(双 D 排列)或同心圆排列(动脉腔包绕静脉腔)。动脉腔开口靠后,静脉腔开口靠前,两开口处有一定的距离,且方向不一,这样可以减少再循环。目前临床上多使用双腔导管进行 CRRT。③三腔导管是在双腔导管的基础上增加一个腔,主要用于静脉输液。如在治疗时输液可能会增加药物的清除,所以不建议使用三腔导管。

（2）置管部位:可选择颈内静脉、股静脉和锁骨下静脉。颈内静脉置管能保留较长时间,并发症少,是 CRRT 血管通路的首选,但不适用于气管切开的患者。股静脉置管操作简单,但停留时间短,且患者活动受到一定的限制,适用于颈内静脉置管有困难的患者。锁骨下静脉置管技术要求较高,可能会出现致命并发症,且易出现中心静脉狭窄,故临床上应慎用。

（3）置管深度:理论上软导管需放至心房以保证血流量,但临床上较少使用该深度。一般来说,颈内和右锁骨下静脉置管时,硬导管顶端应位于上腔静脉与右心房连接处上方 1～2cm 处;股静脉应放至下腔静脉。

（4）导管的选择:临床上应根据患者的身高和体型来选择合适的静脉导管。右颈内静脉置管可考虑选择 11.5Fr×13.5cm 导管,左颈内静脉置管可考虑选择 11.5Fr×16cm 导管,股静脉置管可考虑选择 11.5Fr×20cm 或更长的导管。

2. 直接穿刺　外周动静脉直接穿刺可迅速建立血液通路,适用于紧急 CRRT,如严重心衰、肺水肿等致命性并发症需立即进行治疗时。动脉可选用足背动脉、桡动脉、肱动脉或股动脉,静脉可选用普通外周静脉。但由于该技术易出血、形成血肿、甚至可能形成假性动脉瘤,且难以保证充足血流量,故只用于临时进行 1～2 次治疗的患者。

位还是使用临时配置的置换液/透析液。所以,除了在配置过程中的无菌操作外,还需保证配置环境的清洁。如在治疗过程中出现畏寒、发热等症状,必须立即更换置换液/透析液、并进行细菌学检查,以排除置换液/透析液所引起的热源反应。

2.置换液/透析液配置的原则

(1)配方原则上与生理浓度相符,血浆浓度正常的物质,如钠,氯,糖等其置换液和透析液浓度应接近生理浓度。血浆浓度低或不断消耗的物质,如碳酸氢根,钙,镁等其置换液和透析液浓度应高于生理浓度。血浆浓度高的物质,如钾等其置换液和透析液浓度应低于生理浓度。

(2)置换液无论如何调整均应为等渗的。

(3)调整最终浓度应为人体生理浓度。

3.置换液/透析液的配方 临床上使用的置换液/透析液有两种,乳酸盐置换液和碳酸氢盐置换液。由于在肝功能衰竭和多器官功能障碍综合征(MODS)时使用乳酸盐置换液可能会导致或加重酸中毒,所以临床上多使用碳酸氢盐置换液。临床上使用有多种配方,包括Port配方、Kaplan配方等。也有使用腹膜透析液作为置换液的报道,还有单位使用 On－line 血液滤过机来生产置换液。目前多数单位是根据自身实际情况来设定配方。在配置过程中,必须注意碳酸氢盐溶液不能和钙盐混合使用,以避免出现离子沉淀。

4.置换液/透析液配方的调整 HD 时所使用的透析液中的离子浓度是固定的,很难做出调整。CRRT 使用的置换液/透析液多为临时配置,可根据患者病情和实际情况进行调整,这是 CRRT 的优势之一。这样尤其适用于存在严重电解质和酸碱平衡紊乱的患者,如严重高钠血症、低钠血症、高钾血症和酸中毒患者。在 CRRT 过程中应定期进行电解质浓度的监测,并根据结果对置换液/透析液配方进行调整。

## 四、CRRT 治疗时机的选择

关于什么时候应该开始进行 CRRT 的问题,临床上仍存在争论,但多数学者都主张尽早开始治疗。临床医生可根据患者具体情况(症状、尿量、肾功能状态、电解质、酸碱平衡等)决定是否进行治疗。以 ARF 为例,CRRT 的治疗时机尚缺乏循证医学证据和统一标准。临床上建议 ARF 患者出现以下情况之一时应开始进行肾脏替代治疗:①少尿,尿量<200mL/12h。②无尿,尿量<50mL/12h。③高钾血症,血钾>6.5mmol/L。④严重酸中毒,pH<7.0。⑤血钠>155mmol/L 或<120mmol/L。⑥血尿素氮>30mmol/L。⑦尿毒症性脑病、心包炎。⑧水负荷过重。如出现两个或以上情况,需强制性进行肾脏替代治疗。

## 五、CRRT 处方的拟定

CRRT 的处方包括以下内容:治疗所需的机器、滤器、治疗模式、治疗参数(血流量、置换液/透析液流量、超滤量或超滤率)、治疗时间、置换液/透析液配方和抗凝方案。

1.治疗模式的选择 一般需根据患者的具体病情来选择治疗模式。如患者仅存在液体负荷过多,其他情况稳定时,可单选择 SCUF 模式进行液体的超滤即可。如果存在 ARF、MODS、全身性炎症反应综合征(SIRS)和脓毒血症等病理状态时,应根据临床实际情况选择 CVVH、CVVHD、CVVHDF 的模式。对于脓毒血症的患者还可以选用 HVHF、CPFA 的模式。肝功能衰竭、SIRS 和中毒的患者可选择分子吸附再循环系统(MARS)、白蛋白透析、血浆分离吸附透析(PFAD)等方法。

2.治疗时间的选择　一般推荐进行持续性治疗,然后根据病情决定其治疗的时间。

3.治疗剂量的设定　有关CRRT治疗剂量尚没有完全定论。一般来说,CRRT的置换量为1～2L/h时,基本可以维持患者水、电解质及酸碱平衡和控制氮质血症。但近年来的众多研究结果表明,在CRRT中超滤率和对流清除率高的患者的生存率有明显提高。有学者认为CRRT治疗剂量可分为"肾脏替代治疗剂量"(renal dose)和"治疗脓毒血症的剂量"(sepsis dose)。前者主要适用于纠正氮质血症,而后者可通过增加其置换量,清除更多在脓毒血症和MODS中起重要致病作用的炎症介质。Skellum在2007年对已发表的有关CRRT剂量的研究进行的荟萃分析后,得出两个结论:其一是肾脏替代治疗量多对患者是有利的;其二为在正在进行的临床研究得出不同的结论前,ARF患者的治疗剂量至少要达到35mL/kg·h。

## 六、CRRT的适应证

随着CRRT技术的日益成熟,其临床应用范围也逐渐扩大,其肾脏替代治疗的功能也逐渐向肾脏支持治疗(renal support)转变。肾脏支持治疗的适用范围更广泛,涵盖多个学科的多个领域。

(一)肾脏疾病

ARF是CRRT的主要适应证,尤其是伴血流动力学不稳定的ARF、伴高分解代谢的ARF、伴脑水肿的ARF、伴心力衰竭的ARF、伴心肌梗死的ARF、心脏外科手术后的ARF等均需进行CRRT治疗;慢性肾衰竭(CRF)患者伴有急性肺水肿和/或血流动力学不稳定者也需行CRRT治疗;少尿患者需要全静脉营养支持治疗、肾脏疾病伴慢性液体潴留也是CRRT治疗的适应证。

(二)非肾脏疾病

SIRS、MODS、急性呼吸窘迫综合征(ARDS)、挤压综合征、乳酸酸中毒、急性坏死性胰腺炎、心肺旁路、慢性顽固性心力衰竭、肝性脑病、药物和毒物中毒,不伴肾衰竭的酸碱、电解质紊乱。

## 七、CRRT过程中应注意的问题

(一)药物剂量的调整

进行CRRT的患者常需要药物治疗,且药物种类和剂量较为复杂。疾病本身就可能对药物的吸收、发布、代谢和清除造成影响。同时,CRRT的应用使药物的代谢受到不同程度的影响,特别是主要通过肾脏清除的药物。

1.影响药物代谢的因素　这些因素包括:药物分子量、电荷特性、蛋白结合率、半衰期、药物清除途径、药物分布容积、滤器膜的特性、血流量、超滤率等。

2.药物剂量的调整　药物分子量对药物清除的影响与药物转运模式有关,对流和弥散模式下,药物清除不一,临床上应根据治疗模式对药物剂量进行调整。由于滤器膜可以吸附阴离子蛋白,携带阴离子的药物清除率较高,所以需增加该类药物的剂量。只有游离的药物才会被CRRT清除,蛋白结合率高的药物较难被清除。药物的蛋白结合率在不同疾病、不同患者个体中不完全相同,这些药物的剂量需根据实际情况进行调整。由肾外清除的药物在CRRT时不需作剂量的调整。表面积大,截留分子量高的滤器膜会增加药物的清除,对使用类似滤器膜进行CRRT时,需增加药物的剂量。超滤率的增加可能会使药物的清除增加,临

HF 的置换液是直接注入血液中,所以必须保证无菌,没有致热源。现在临床上使用的是商品化的置换液或 HF 机器在线生成的置换液。

HF 对溶质的清除主要依赖置换液量,所以每次治疗都需要大量的置换液,一般需 18～40L。不同置换液输入方式所需置换液量也不相同,置换液量计算方法在下文讲述。

## 二、血液滤过的操作

(一)血管通路

与 HD 一样,动静脉内瘘、深静脉留置导管、直接动静脉穿刺均可用于 HF。需长期治疗的患者都建议其建立动静脉内瘘或留置长期静脉导管。

(二)置换液

1.置换液输入的方法　HF 置换液输入方法有两种:前稀释法和后稀释法。它们不同点就在于置换液输入点在滤器前还是滤器后。两种方法的特点如下:

(1)前稀释血液滤过:置换液从滤器前输入将血液稀释,血流阻力小,血流量要求相对低。不易在膜上形成蛋白覆盖层,可减少抗凝剂用量。前稀释虽滤过量稳定,但溶质浓度降低,清除率相对较低,所以需要大量的置换液。

(2)后稀释血液滤过:置换液从滤器后输入,维持溶质较高的清除率,从而减少置换液的用量。但血流阻力大,需要较高的血流量,同时易在滤器内形成蛋白覆盖层,故抗凝要求高,抗凝剂用量大。

2.置换液量的计算　目前置换液量计算方法都是有关后稀释法的,而前稀释法置换液量的估算尚无统一方法。后稀释的估算方法如下:

(1)固定法:现有的观点认为后稀释每次治疗所需置换液量不应少于 30L,每周约 60～90L。也有研究表明,置换液量为体重 45%～50% 是合适剂量。

(2)体重计算法:$V_{1/2}(L)=0.47×$ 体重$(kg)-3.03$。式中 $V_{1/2}$ 为血尿素氮浓度下降 50% 时每次所需滤出量。

近年来有研究结果提示,每次前稀释 HF 置换液量与干体重的比值大于 1.3 时,患者治疗效果良好。

(三)抗凝技术

HF 的抗凝技术与 HD 相似。

1.普通肝素　肝素作为 HD 主要的抗凝剂在临床应用已有很长时间,现在仍是 HD 和 HF 抗凝剂的首选。

在治疗前可以先用生理盐水或肝素生理盐水浸泡和循环管路和滤器,肝素生理盐水的配制方法(生理盐水 500mL＋肝素 10～20mg),时间约为 10～15min。

肝素具体用量应个体化,根据患者具体凝血功能情况确定用量,抗凝目标是使 APTT 和 ACT 延长基础值 50% 以上。一般情况下,肝素的用法分为持续给药法和间歇给药法。持续给药法是在治疗开始前 10min 左右从血管通路静脉端一次性推注 16mg 肝素,然后 4～16mg/h 持续动脉端推注,在治疗结束前约 30min 停用肝素。间歇给药法肝素用量与持续法相似,只是将持续给药改为每小时给药 1 次。

对于一些存在凝血功能障碍的患者,可以使用小剂量肝素法或局限肝素法。

由于长期使用肝素会引起一系列的并发症,如出血、高脂血症、骨质疏松等,所以在临床上应加以注意。

2.LMWH　由于 LMWH 对凝血酶的作用较弱,临床上出血的风险较低,故可用于有出血倾向的患者。

LMWH 的半衰期较长,如 HF 治疗时间≤4h,则在治疗前一次性静脉注射即可,无须追加剂量。如治疗时间超过 5h,可将治疗总剂量分开使用。治疗剂量为 60～80U/kg。

长期使用 LMWH 引起的并发症与肝素相似,主要以出血为主,对脂质和骨代谢影响不大。

3.枸橼酸盐　枸橼酸三钠是目前在 HD 和 HF 使用不多,主要适用于活动性出血的患者。根据文献报道,在血液进入滤器前枸橼酸三钠的浓度保持在 2.5～5mmol/L 水平就可以获得良好的抗凝效果。使用枸橼酸抗凝需注意钙剂的补充,但如果使用普通含钙透析液则不需要补钙。枸橼酸使用时应注意其并发症,如高钠血症、容量负荷过多、代谢性碱中毒和低钙血症,并给予及时处理。

4.其他抗凝剂　其他抗凝剂包括水蛭素、前列环素等,但临床应用并不多。

5.无抗凝剂法　这种方法适合于患者凝血功能明显异常、抗凝剂使用有禁忌和有活动性出血症状的情况。具体的操作是:先用肝素生理盐水浸泡管路和滤器,引血时将预冲液放掉,然后在治疗过程中定期(0.5～1h)用生理盐水冲洗回路及滤器,冲洗所用的液体量可通过增加超滤量加以清除。

## 三、HF 处方的拟定

HF 的处方内容包括 HF 的次数、每次治疗的时间、治疗模式、滤器、血流量、置换液量、抗凝方法等。

HF 治疗剂量的拟定与 HD 相似,主要以保证患者透析充分性目标。确定治疗剂量后应根据患者实际情况选择合适的滤器和治疗模式。一般来说,前稀释法对血流量要求不高,抗凝剂用量不大,但需要大量的置换液。后稀释法所需血流量大于 250mL/min,抗凝剂用量较大,置换液量约每周 60L 左右。

## 四、HF 的适应证

HF 适用于急、慢肾衰竭患者,尤其适用于对 HD 不耐受的维持性透析患者和 HD 慢性并发症患者

(一)急性肾衰竭(ARF)

HF 能有效清除 ARF 患者体内代谢废物、中分子毒素等物质,较 HD 更容易达到血液净化的效果。随着技术的进步和经验的积累,越来越多的 ARF 患者接受 HF 治疗。HF 治疗过程中血压平稳,血浆血管活性物质水平增加,血流动力学稳定,故尤其适合于血流动力学不稳定的 ARF 患者。ARF 患者的 HF 治疗方法与 HD 相似,以间歇性(隔日)治疗为主。

(二)HD 中低血压

HD 中低血压是 HD 常见的急性并发症之一,其原因很多,上文已经详细说明。除了一般常规处理外,还可以将 HD 改为 HF 治疗,是因为 HF 治疗过程中血流动力学稳定。在清除等量的液体的条件下,HF 时外周动脉血管阻力不变或轻度增加,静脉紧张度增加,从而减少低血压的发生。

# 第六章 持续肾脏替代治疗中的抗凝

## 第一节 凝血、抗凝机制及影响因素

### 一、生理凝血和抗凝机制

生理凝血和抗凝机制是一个复杂的生理和生化过程,主要包括相互关联的三个部分:凝血系统、抗凝血系统及纤维蛋白溶解系统。

正常人血管内血液为什么总是保持液体状态,就是因为人体不仅存在血液凝固系统,而且存在抗凝系统和纤维蛋白溶解系统。正常情况下,人体血浆中具有血液凝固的各种物质,同时又具有防止血液凝固的物质即称为抗凝物质。一旦凝血系统激活,纤维蛋白溶解系统也会随之启动,维持动态平衡,从而使血液在血管内保持一个流体状态。

(一)凝血过程

血液凝固简称凝血,是血液由流动的液体状态变为不能流动的凝胶状态的过程。其实质是血浆中可溶性的纤维蛋白原转变为不可溶性的纤维蛋白的过程,它是机体止血功能的重要组成部分。

凝血过程是一系列凝血因子相继被酶解激活的过程,最终生成凝血酶,形成纤维蛋白凝块。血浆和组织中直接参与血液凝固的物质,统称为凝血因子。迄今为止,参与凝血的因子其中用罗马数字编号的有 12 个凝血因子(简称 F I ~ F XIII,其中 F VI 其实是活化的 F V,表 6—1),另外还包括前激肽释放酶(Pre—K)、激肽释放酶(HK)、高分子激肽原(HMWK)、血小板磷脂(PL 或 $PF_3$)等辅助凝血因子。除外 F IV,其他凝血因子均为蛋白质,而且 F II、F VII、F IX、F X、F XI、F XII 和前激肽释放酶都是丝氨酸蛋白酶,能对特定的肽链进行有限的水解。但正常情况下,这些蛋白酶都是以无活性的酶原形式存在的。必须通过其他蛋白酶的水解而暴露或形成活性中心后,才具有酶的活性,这一过程被称为凝血因子的激活。习惯将凝血因子的代号右下角加一个"a"(activated)表示其活化型。除外 F III,其他凝血因子均存在新鲜血液中,且大多数由肝脏合成。其中,F II、F VII、F IX、F X 的生成需要维生素 K 的参与。当肝脏病变时,可出现凝血功能障碍。

表6-1 参与凝血过程的凝血因子

| 因子 | 同义名 | 合成部位 | 主要激活物 | 主要功能 |
|---|---|---|---|---|
| I | 纤维蛋白原 | 肝细胞 | | 形成纤维蛋白 |
| II | 凝血酶原 | 肝细胞(需维生素K) | 凝血酶原复合物 | 纤维蛋白原转变为纤维蛋白 |
| III | 组织因子 | 内皮细胞/其他细胞 | | 外源性凝血途径启动物质 |
| IV | 钙离子 | | | 辅因子 |
| V | 前加速素异变因子 | 内皮细胞/血小板 | 凝血酶和FXa | 加速FVa对凝血酶原的激活 |
| VII | 前转变素稳定因子 | 肝细胞(需维生素K) | FXa | 与组织因子形成VIIa组织因子复合物,激活FX、FIX |
| VIII | 抗血友病因子 | 肝细胞 | 凝血酶和FXa | 辅因子,加速FIXa对FX的激活 |
| IX | 血浆凝血激酶 | 肝细胞(需维生素K) | FXIa、VIIa组织因子复合物 | 激活FX为FXa |
| X | Stuart-Prower因子 | 肝细胞(需维生素K) | VIIa组织因子复合物、FIXa～VIIIa复合物 | 形成酶原复合物激活凝血酶原 |
| XI | 血浆凝血激酶前质 | 肝细胞 | FXIIa、凝血酶 | 激活FIX为FIXa |
| XII | 接触因子 | 肝细胞 | 胶原、带负电荷的异物表面 | 激活FXI为FXIa |
| XIII | 纤维蛋白稳定因子 | 肝细胞/血小板 | 凝血酶 | 纤维蛋白原单体形成纤维蛋白 |

　　血液凝固过程是由凝血因子按照一定顺序依次激活而生成凝血酶,最终使纤维蛋白原变成纤维蛋白的过程。血液凝固的过程是一个复杂的问题,它的整个过程简单来说是三个基本步骤:第一步是凝血酶原激活物形成;第二步在凝血酶原激活物作用下,凝血酶原转变成凝血酶;第三步在凝血酶作用下,纤维蛋白原转变成纤维蛋白(图6-1)。并且,根据不同的凝血因子激活途径,凝血过程又可分为:内源性凝血途径、外源性凝血途径和共同凝血途径。

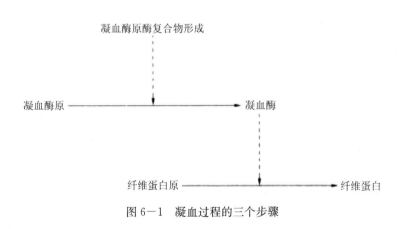

图6-1 凝血过程的三个步骤

　　1.凝血酶原酶复合物的形成　凝血酶原酶复合物可通过内源性凝血途径和外源性凝血途径形成。这两条途径主要的区别在于启动方式和参与的凝血因子不同。但这两条凝血途径中的某些凝血因子可以互相激活。因此,两者联系密切,并不相互独立。

　　(1)内源性凝血途径:内源性凝血途径是指参加的凝血因子全部来自血液(内源性)。临床上常以活化部分凝血活酶时间(APTT)来反映体内内源性凝血途径的状况。内源性凝血途径是指从 FⅫ激活,到 FX激活的过程。当血管壁发生损伤,内皮下组织暴露,带负电荷的内皮下胶原纤维与凝血因子接触,或当血液与带负电荷的异体表面(如白陶土、玻璃等)接触时,FⅫ就由酶原激活成活化状态 FⅫa。后者除能激活 FⅪ外,又同时使激肽释放酶原激活。激活后的激肽释放酶(Pre-K)在高分子量激肽原(HMWK)的促进下,反过来又进一步使 FⅫ激活(正反馈效应)。在钙离子的存在下,活化的 FⅪa 激活了 FⅨ。单独的 FⅨa 激活 FX的效力相当低,活化的 FⅨa 在钙离子与磷脂(血小板提供)存在下与Ⅷa 结合形成 1∶1 的复合物,称为 FX酶复合物,其后进入共同途径激活凝血酶。

(2)外源性凝血途径:外源性凝血途径是指参加的凝血因子并非全部存在于血液中,还有外来的凝血因子参与止血。这一过程是从组织因子暴露于血液而启动,到 FX被激活的过程。临床上以凝血酶原时间测定(PT)来反映外源性凝血途径的状况。组织因子是存在于多种细胞质膜中的一种特异性跨膜蛋白,存在于大多数组织细胞。生理情况下,直接与循环血液接触的血细胞和组织细胞不表达组织因子。当组织损伤后,释放组织因子,在钙离子的参与下,它与 FⅦ一起形成 1∶1 复合物。一般认为,单独的 FⅦ或组织因子均无促凝活性。但FⅦ与组织因子结合会很快被活化的 FX激活为 FⅦa,从而形成 FⅦa 组织因子复合物,后者比 FⅦa 单独激活 FX增强 16000 倍。外源性凝血所需的时间短,反应迅速。外源性凝血途径主要受组织因子途径抑制物(tissue factor pathway inhibitor,TFPI)调节。TFPI 是存在于正常人血浆及血小板和血管内皮细胞中的一种糖蛋白。它通过与 FXa 或 FⅦa-组织因子-FXa 结合形成复合物来抑制 FXa 或 FⅦa 组织因子的活性。研究表明,内源性凝血和外源性凝血途径的某些凝血因子可以相互活化。

2.凝血的共同途径——碳血酶和纤维蛋白生成 从 FX被激活至纤维蛋白生成,是内源性、外源性凝血的共同凝血途径。主要包括凝血酶生成和纤维蛋白形成两个阶段。

(1)凝血酶的生成:FXa、FVa 在钙离子和磷脂膜的存在下组成凝血酶原复合物,即凝血活酶,将凝血酶原转变为凝血酶。

(2)纤维蛋白形成:纤维蛋白原被凝血酶酶解为纤维蛋白单体,并交联形成稳定的纤维蛋白凝块,这一过程可分为三个阶段:①纤维蛋白单体的生成。②纤维蛋白单体的聚合。③纤维蛋白的交联。纤维蛋白原含有 3 对多肽链,其中纤维蛋白肽 A(FPA)和 B(FPB)带较多负电荷,凝血酶将带负电荷多的 FPA 和 FPB 水解后除去,转变成纤维蛋白单体。从纤维蛋白分子中释放出的 FPA 和 FPB 可以反映凝血酶的活化程度。因此,FPA 和 FPB 的浓度测定也可用于临床高凝状态的预测。纤维蛋白单体生成后,即以非共价键结合,形成能溶于尿素或氯醋酸中的纤维蛋白多聚体,又称为可溶性纤维蛋白。纤维蛋白生成后,可促使凝血酶对 FⅫ的激活,在 FⅫa 与钙离子的参与下,相邻的纤维蛋白发生快速共价交联,形成不溶的稳定的纤维蛋白凝块。纤维蛋白与凝血酶有高亲和力,因此纤维蛋白生成后即能吸附凝血酶。这样不仅有助于局部血凝块的形成,而且可以避免凝血酶向循环中扩散。

(二)体内生理性凝血机制

在体内,当组织和器官损伤时,暴露出的组织因子和胶原虽可分别启动外源性凝血途径和内源性凝血途径。但临床观察发现,先天性缺乏 FⅫ和前激肽释放酶或高分子量激肽酶的患者,几乎没有出现症状。这表明了这些凝血因子和辅助凝血因子并不是机体生理性止血机制所必需的。也就是说,这些因子所参与的表面激活过程,在体内生理性凝血的启动中,不起重要作用。目前认为外源性凝血途径在体内生理性凝血反应的启动中起关键性作用,组织因子是生理性凝血反应过程的启动物。由于组织因子镶嵌在细胞膜上,可起到"锚定"作用,有利于生理性凝血过程局限于受损血管或组织的部位。

目前认为,体内凝血过程分为启动和放大两个阶段。当组织因子与 FⅧa 结合成复合物后,可激活 FⅩ,生成 FⅩa,从而启动凝血反应。由于组织因子途径抑制物的存在,对组织因子复合物的灭活作用,在启动阶段由于外源性凝血途径仅能形成少量凝血酶,尚不足以维持正常止血功能。但这些少量的凝血酶通过对 FⅤ、FⅧ、FⅪ 和血小板的激活作用而产生放大效应,通过内源性途径形成大量 FⅩ 酶复合物,从而激活足量的 FⅩa 和凝血酶,完成纤维蛋白的形成过程。因此,组织因子是生理性凝血反应过程的启动物,内源性凝血对凝血反应开始后的维持、放大和巩固起到非常重要的作用。

(三)血液凝固的调控

正常人在日常活动中常有轻微的血管损伤发生,体内也常有低水平的凝血系统的激活,但循环血液并不凝固。即使当组织损伤而发生生理性止血时,血液凝固也只局限于病变部位,并不延及未损部位。这表明体内的生理性凝血过程,在时间和空间上受到严格的控制。这是一个多因素综合作用的结果,其中血管内皮细胞在防止血液凝固反应的蔓延中起重要作用。

1.血管内皮的抗凝作用　正常的血管内皮作为一个屏障,可防止凝血因子、血小板与内皮下的成分接触,从而避免凝血系统的激活和血小板的活化。血管内皮还具有抗凝血和抗血小板的功能。血管内皮细胞能合成硫酸乙酰肝素蛋白多糖、凝血酶调节蛋白等,灭活凝血因子。内皮细胞还能合成、分泌 TFPI 和抗凝血酶等抗凝物质,还可合成释放前列环素和一氧化氮,从而抑制血小板的聚集。通过上述过程,内皮细胞可以灭活来自凝血部位扩散而来的活化凝血因子,阻止血栓延伸到完整内皮细胞部位。此外,血管内皮细胞还能合成、分泌纤溶酶原激活物,激活纤溶酶原为纤溶酶,通过降解已形成的纤维蛋白,保证血管的通畅。

2.纤维蛋白的吸附、血流的稀释和单核巨噬细胞的吞噬作用　纤维蛋白和凝血酶有高度的亲和力。在凝血过程中所形成的凝血酶 85%～90%可被纤维蛋白吸附,这不仅有助于加速局部凝血反应的进行,也可避免凝血酶向周围扩散。进入循环的活化凝血因子可被血流稀释,并被血浆中的抗凝物质灭活和被单核巨噬细胞吞噬。

3.生理性抗凝物质　正常人体内有很强的抗凝血酶活性。体内的生理性抗凝物质可分为三类:①丝氨酸蛋白酶抑制物。②蛋白 C 系统。③组织因子途径抑制物,分别抑制激活的维生素 K 依赖凝血因子(FⅧa 除外)、激活的辅因子 FⅤa 和 FⅧa,以及外源性凝血途径。

(1)丝氨酸蛋白酶抑制物:血浆中含有多种丝氨酸蛋白酶抑制物,主要有抗凝血酶、肝素辅因子Ⅱ、$C_1$ 抑制物、$\alpha_1$ 抗胰蛋白酶、$\alpha_2$ 抗纤溶酶($\alpha_2$－antiplasmin,$\alpha_2$－AP)和 $\alpha_2$ 巨球蛋白等。抗凝血酶是最重要的抑制物,负责灭活 60%～70%的凝血酶,其次是肝素辅因子Ⅱ,可灭活 30%的凝血酶。抗凝血酶由肝脏和内皮细胞产生,能和内源性凝血途径产生的蛋白酶如凝血酶和 FⅨa、FⅩa、FⅪa、FⅫa 等分子活性中心的丝氨酸残基结合而抑制其活性。在肝素缺乏的情况下,抗凝血酶的直接抗凝作用慢而弱,它与肝素结合后,其抗凝作用可增强 2000 倍。但在正常情况下,循环血浆中几乎无肝素存在,抗凝血酶主要通过与内皮细胞表面的硫酸乙酰肝素结合而增强血管内皮的抗凝功能。

(2)蛋白 C 系统:在凝血过程中,FⅧa 和 FⅤa 是 FⅩ 和凝血酶原激活的限速因子。蛋白 C 系统可以使 FⅧa 和 FⅤa 灭活。蛋白 C 系统主要包括蛋白 C、凝血酶调节蛋白、蛋白 S 和蛋白C的抑制物。蛋白C由肝脏合成,其合成需要维生素K的参与,以酶原的形式存在于血浆中。当凝血酶离开损伤部位而与正常血管内皮细胞上的凝血酶调节蛋白结合后,可激活蛋白C,后者可水解灭活FⅧa和FⅤa,抑制FX和凝血酶原的激活,从而有助于避免凝血过程向周围正常血管部位扩散。此外,活化的蛋白C还有促进纤维蛋白溶解的作用。血浆中的蛋白S是蛋白C的辅因子,增强其灭活FⅧa和FⅤa的作用。

(3)组织因子途径抑制物:TFH是一种糖蛋白,其分子量为34000Da,主要由血管内皮细胞产生,是外源性凝血途径的特异性抑制物。目前,认为TFPI是体内主要的生理性抗凝物质。但TFPI并不阻断组织因子对外源性凝血途径的启动,待生成一定数量的FXa后,才负反馈地抑制外源性凝血途径。TFH可与内皮细胞表面的硫酸乙酰肝素结合,注射肝素可引起内皮细胞结合的TFPI释放,血浆中TFH水平可升高几倍。

(4)肝素:肝素是一种酸性黏多糖,主要由肥大细胞和嗜酸性粒细胞产生。肺、心、肝、肌组织中含量丰富,生理情况下血浆中几乎不含肝素。肝素具有强抗凝作用,但在缺乏凝血酶的条件下,肝素的抗凝作用很弱。因此,肝素主要通过增强抗凝血酶的活性而发挥间接抗凝作用。此外,肝素还可刺激血管内皮细胞释放TFPI,因此,肝素体内的抗凝活性强于体外。

(四)纤维蛋白的溶解

在生理止血过程中,小血管内的血凝块常可成为血栓,填塞这一段血管。出血停止、血管创伤愈合后,构成血栓的血纤维可逐渐溶解,先形成一些穿过血栓的通道,最后可以达到基本畅通。血纤维溶解的过程,称为纤维蛋白溶解(简称纤溶)。

纤维蛋白溶解(纤溶)系统包括四种成分,即纤维蛋白溶酶原(plasminogen,简称纤溶酶原)、纤维蛋白溶酶(plasmin,简称纤溶酶)、纤溶酶原激活物与纤溶酶抑制物。纤溶的基本过程可分两个阶段,即纤溶酶原的激活与纤维蛋白(或纤维蛋白原)的降解(图6—2)。

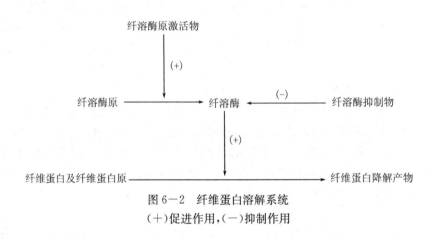

图6—2 纤维蛋白溶解系统
(＋)促进作用,(－)抑制作用

1.纤溶酶原激活 纤溶酶原在肝、骨髓、嗜酸性粒细胞与肾中合成。在正常成年人每100ml血浆中含10～20mg纤溶酶原,婴儿较少,妇女晚期妊娠时增多。

纤溶酶原激活物分布广而种类多,主要有三类:第一类为血管激活物,在小血管内皮细胞中合成后释放于血中,以维持血浆内激活物浓度于基本水平。血管内出现血纤维凝块时,可使内皮细胞释放大量激活物。所释放的激活物大多吸附于血纤维凝块上,进入血流的很少。肌肉运动、静脉阻断、儿茶酚胺与组胺等,也可使血管内皮细胞合成和释放的激活物增多。第二类为组织激活物,存在于很多组织中,主要是在组织修复、伤口愈合等情况下,在血管外促进纤溶。肾脏合成与分泌的尿激酶就属于这一类激活物,活性很强,有助于防止肾小管中纤维蛋白沉着。第三类为依赖于 FⅫ 的激活物,例如前激肽释放酶被 FⅫa 激活后,所生成的激肽释放酶即可激活纤溶酶原。这一类激活物可能使血凝与纤溶互相配合并保持平衡。血浆中的激活物的半衰期约 13 分钟,通常迅速被肝脏清除。纤溶酶原的激活也是有限水解的过程,在激活物的作用下,脱下一段肽链成为纤溶酶。

2.纤维蛋白(或纤维蛋白原)的降解　纤溶酶和凝血酶一样,也是蛋白酶,但是它对纤维蛋白原的作用与凝血酶不同。凝血酶只是使纤维蛋白原从其中两对肽链的 N 端各脱下一个小肽,使纤维蛋白原转变成纤维蛋白。纤溶酶却是水解肽链上各单位的赖氨酸－精氨酸键,从而逐步将整个纤维蛋白或纤维蛋白原分割成很多可溶的小肽,总称为纤维蛋白降解产物。纤维蛋白降解产物一般不能再出现凝固,而且其中一部分有抗凝的作用。

纤溶酶是血浆中活性最强的蛋白酶,但特异性较小,可以水解凝血酶、FⅤ、FⅧ,激活 FⅫa,促使血小板聚集和释放 5－羟色胺、腺苷二磷酸(ADP)等,还能激活血浆中的补体系统。但是,它的主要作用是水解纤维蛋白原和纤维蛋白。血管内出现血栓时,纤溶主要局限于血栓,这可能是由于血浆中有大量抗纤溶物质(即抑制物)存在,而血栓中的纤维蛋白却可吸附或结合较多的激活物所致。正常情况下,血管内膜表面经常有低水平的纤溶活动,很可能血管内也经常有低水平的凝血过程,两者处于平衡状态。

3.纤溶酶抑制物及其作用　体内有多种物质可以抑制纤溶系统的活性,主要有纤溶酶原激活物抑制剂－1(plasminogen activator inhibitor type－1,PAI－1)和 $\alpha_2$－AP,PAI－1 主要由血管内皮细胞产生,通过组织型纤溶酶原激活物(t－PA)和尿激酶结合使之灭活。$\alpha_2$－AP主要由肝脏产生,血小板 $\alpha$ 颗粒中也储存有少量的 $\alpha_2$－AP。$\alpha_2$－AP 通过纤溶酶结合成复合物而迅速抑制纤溶酶的活性。因此,纤溶酶的半衰期很短,0.1～0.5 秒。在纤维蛋白凝块中,纤溶酶上 $\alpha_2$－AP 的作用部位被纤维蛋白所占据,因此不容易被 $\alpha_2$－AP 灭活。

$\alpha_2$ 巨球蛋白能普遍抑制各种内切酶,包括纤溶酶、胰蛋白酶、凝血酶、激肽释放酶等。每一分子 $\alpha_2$ 巨球蛋白可结合一分子纤溶酶,然后迅速被吞噬细胞清除。血浆中 $\alpha_1$ 抗胰蛋白酶也对纤溶酶有抑制作用,但作用较慢。然而,它分子量小,可渗出血管,控制血管外纤溶活动。可见,这些抑制物的作用是广泛控制在血凝与纤溶两个过程中起作用的一些酶类。这对于将血凝与纤溶局限于创伤部位具有重要意义。

正常情况下,血液中的纤溶活性很低,当血管壁上有纤维蛋白形成时,血管内皮细胞分泌 t－PA 增多。同时,由于纤维蛋白对 t－PA 和纤溶酶原有较高的亲和力,t－PA 和纤溶酶原与纤维蛋白的结合,既可以避免 PAI－1 对 t－PA 的灭活,又有利于 t－PA 对纤溶酶原的激活。结合于纤维蛋白上的纤溶酶还可以避免血液中 $\alpha_2$－AP 对它的灭活。这样就能保证血栓形成部位既有适度的纤溶过程,又不至于引起全身性纤溶亢进,维持凝血和纤溶之间的动态平衡。

(五)表面激活与血液的其他防卫功能

血管损伤后暴露出内膜下组织,通过表面激活使 FⅫ成 FⅫa,FⅫa 又激活肽释放酶成为激肽释放酶。而激肽释放酶又可激活 FⅫ,从而形成一个正反馈环,可形成足够的 FⅫa 和激肽释放酶。这样,不但同时激活了凝血和纤溶系统,也激活了补体系统和激肽系统(图 6－3)。补体激活的一些产物和激肽都是作用很强的趋化因子,能促使吞噬细胞到受损伤的部位,产生非特异性免疫反应。这样,使生理止血功能与免疫功能相配合,有效地保护机体,减少创伤带来的损害。

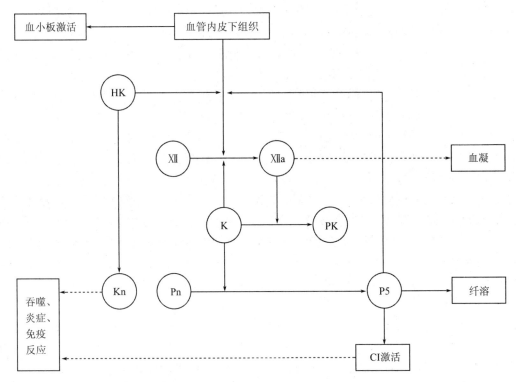

图 6-3　凝血过程中表面激活与血液各种防卫功能关系示意图
PK=前激肽释放酶；Pn=纤溶酶原；K=激肽释放酶；P5=纤溶酶；
HK=高分子激肽原；CI=补体；Kn=激肽；XII与XIIa=FXII及其激活型

## 二、血小板的止血功能

因血管创伤而失血时，血小板在生理止血过程中的功能活动大致可以分为两个阶段，第一阶段主要是创伤发生后，血小板迅速黏附于创伤处，并聚集成团，形成较松软的止血栓子；第二阶段主要是促进血凝并形成坚实的止血栓子。

（一）血小板黏附与聚集

止血中较松软的血小板止血栓子的形成，要经过血小板黏附（thrombocyte adhesion）与聚集（thrombocyte aggregation）两个过程。血管损伤后，流经此血管的血小板被血管内皮下组织表面激活，立即黏附于损伤处暴露的胶原纤维上。参与血小板黏附过程的主要因素包括血小板膜糖蛋白I（GPI）、von Willebrand因子（vW因子）和内皮下组织中的胶原。当血小板缺乏GPI或胶原纤维变性时，血小板黏附功能便受损。发生血小板黏附过程的可能机制是vW因子再与血小板膜上的特异受体结合。此外，血小板膜上的糖苷移换酶活性和胶原蛋白分子的构型与黏附也有着密切关系。

黏附主要是一种表面现象。黏附一旦发生了，血小板的聚集过程也随即发生。聚集是指一些血小板相互粘连在一起的过程。聚集开始时，血小板由圆盘形变成球形，并伸出一些貌似小刺的伪足。同时,血小板脱粒,即原来贮存于致密颗粒内的 ADP、5-羟色胺等活性物质被释放。ADP 释放和某些前列腺素的生成,对血小板聚集十分重要。

1. ADP 的作用　在体外实验中看到,ADP 是使血小板聚集最重要的物质,特别是从血小板释放出来的这种内源性 ADP 尤其重要。在血小板悬液中,加入小量 ADP(浓度在 $0.9\mu mol/L$ 以下),能迅速引起血小板聚集,但很快又解聚。若加入中等剂量的 ADP($1.0\mu mol/L$ 左右),则在第一聚集时相结束和解聚后不久,又出现第二个不可逆的聚集时相。这是由于血小板释放的内源性 ADP 所引起的。若是加入大量 ADP,则迅速引起不可逆的聚集,即直接进入聚集的第二时相。以不同剂量的凝血酶加入血小板悬液,也可使血小板发生聚集。而且与 ADP 相似,随着加入剂量的逐渐增加,可看到从只有第一时相可逆性聚集,到出现两个时相的聚集,再到直接进入第二时相的聚集。因为,用腺苷阻断内源性 ADP 的释放或用腺苷三磷酸双磷酸酶(apyrase)以破坏 ADP,均可抑制凝血酶引起的聚集。说明凝血酶的作用可能是由于凝血酶与血小板细胞膜上的凝血酶受体结合后,引起内源性 ADP 释放所引起的。加入胶原也可引起悬液中的血小板聚集,然而只有第二时相的不可逆聚集。一般认为这也是由于胶原引起内源性的 ADP 释放所致。

一般能引起血小板聚集的物质均可使血小板内 cAMP 减少,而抑制血小板聚集的则使 cAMP 增多。因而目前认为,可能是 cAMP 减少引起血小板内钙离子增加,促使内源性 ADP 释放。

ADP 引起血小板聚集,还必须有钙离子和纤维蛋白原存在,而且要消耗能量。将血小板悬浮于缺乏葡萄糖的溶液中数小时,或用药物阻断或减弱血小板产生 ATP 的代谢过程,均将抑制血小板的聚集。ADP 也不能使洗净了的血小板聚集,除非加入纤维蛋白原,但凝血酶和胶原可使洗净了的血小板聚集。因为在这种情况下,可使血小板 α 颗粒内的纤维蛋白原释放。

ADP 是通过血小板膜上的 ADP 受体引起聚集的。目前认为,血小板膜上有表面 ATP 酶,这是防止血小板相互黏聚所必需的,而 ADP 可抑制表面 ATP 酶的活性。ADP 还可使血小板暴露出磷脂表面,因而可以通过钙离子"搭桥"而互相黏聚。

2. 血小板上前列腺素类物质的作用　血小板质膜的磷脂中含有花生四烯酸,血小板细胞内有磷脂酸 $A_2$。在血小板被表面激活时,磷脂酶 $A_2$ 也被激活。在磷脂酶 $A_2$ 的催化作用下,花生四烯酸从质膜的磷脂中分离出来。花生四烯酸在血小板的环氧化酶作用下,产生前列腺素 $G_2$ 和 $H_2$($PGG_2$、$PGH_2$)。$PGG_2$ 和 $PGH_2$ 是内过氧化物,有很强的引起血小板聚集的作用。但是都很不稳定,可以直接生成小量 $PGH_2$ 可以在血栓素合成酶的催化作用下,形成大量血栓素 $A_2$(thromboxane $A_2$,$TXA_2$)。$TXA_2$ 使血小板内 cAMP 减少,因而有很强的聚集血小板的作用,也有很强的收缩血管的作用。$TXA_2$ 也不稳定迅速转变成无活性的血栓素 $B_2$($TXB_2$)。咪唑(imidazole)可抑制血栓素合成酶,所以有防止血小板聚集的作用。此外,正常血管壁内皮细胞中有前列腺环素合成酶,可以催化血小板生成的 $PGH_2$ 生成前列腺环素(prostacyclin,$PGI_2$)。$PGI_2$ 可使血小板内 cAMP 增多,因而有很强抑制血小板聚集的作用,也有很强的抑制血管收缩的作用。$PGI_2$ 也很不稳定,迅速变成无活性的 6-酮-$PGF_{1a}$。

在发现 $TXA_2$ 和 $PGI_2$ 之后,曾设想在正常情况下可能是血管壁的 $PGI_2$ 与血小板的 $TXA_2$ 之间保持了平衡,因而使血小板不致聚集。可以设想,血管损伤暴露内皮下组织时,一方面激活血小板和激活内源性凝血途径,损坏的血管组织释放 FⅢ 又激活外源性凝血途径,于是在此局部迅速形成凝血酶；另一方面血管损伤使局部血管壁 $PGI_2$ 减少。这样，由此血管通过的血小板即黏附于损伤处的胶原纤维上，随即血小板也发生变形、聚集，并激活磷脂酶 $A_2$，导致合成 $TXA_2$。$TXA_2$ 可使血小板内 cAMP 减少而游离钙离子增多，以致血小板脱粒释放内源性 ADP，又使更多的血小板聚集，迅速形成松软的止血栓子。

（二）血小板与凝血

血小板对于血液凝固有重要的促进作用，如将血液置于管壁涂一薄层硅胶的玻璃管中，使血小板不易解体。虽然未加入任何抗凝剂，血液可保持液态达 72 小时以上。若加入血小板匀浆则立即发生凝血。这说明血小板破裂后的产物对于凝血过程有很强的促进作用。

血小板表面的质膜结合有多种凝血因子，如纤维蛋白原、FV、FXI、FXIII等。α颗粒中也含有纤维蛋白原、FXIII和一些血小板因子(PE)，其中 $PF_2$ 和 $PF_3$ 都是促进血凝的。$PF_4$ 可中和肝素，$PF_6$ 则抑制纤溶。当血小板经表面激活后，它能加速 FXII 和 FXI 的表面激活过程。血小板所提供的磷脂表面($PF_3$)，据估计可使凝血酶原的激活加快 2 万倍。FXa 和 FV 连接于此磷脂表面后，还可以免受抗凝血酶III和肝素对它们的抑制作用。

当血小板聚集形成止血栓时，凝血过程已在此局部进行。血小板已暴露大量磷脂表面，为 FX 和凝血酶原的激活提供了极为有利的条件。血小板聚集后，其α颗粒中的各种血小板因子释放出来，促进血纤维的形成和增多，并网罗其他血细胞形成凝块。因而血小板虽逐渐解体，止血栓子仍可增大。血凝块中留下的血小板有伪足伸入血纤维网中，这些血小板中的收缩蛋白收缩，使血凝块回缩，挤压出其中的血清而成为坚实的止血栓，牢牢地封住血管缺口。

在表面激活血小板和血凝系统时，同时也激活了纤溶系统，血小板内所含的纤溶酶及其激活物将释放出来。血纤维和血小板释放的 5-羟色胺等，也能使内皮细胞释放激活物。但是由于血小板解体，同时释放出 $PF_6$ 和另一些抑制蛋白酶的物质，所以在形成血栓时，不致受到纤溶活动的干扰。

### 三、持续肾脏替代治疗中凝血和抗凝的影响因素

CRRT 过程中与滤器寿命和抗凝相关的因素很多，可以分为患者本身、血管通路、体外管路和 CRRT 治疗因素等几个方面。需要根据这些因素进行相应处理，保证安全充分的抗凝。

1. 患者因素　重症患者大多存在凝血功能紊乱，尤其是严重感染、创伤、烧伤和胰腺炎患者，可存在多种凝血功能异常，甚至凝血功能紊乱是重症患者 MODS 的一部分。CRRT 常常运用于 ICU 的重症患者。部分患者由于原发病的影响可能不需要抗凝治疗，如凝血功能障碍、肝衰竭、血栓性血小板减少等。部分患者存在抗凝治疗的绝对禁忌证，如颅脑外伤和外科手术后等。部分患者由于凝血功能异常如血小板减少而需要调整抗凝剂的使用剂量。急性肾衰竭患者也大多存在凝血激活状态，如单核细胞和内皮细胞的组织因子表达，抗凝物质减少，以及纤维蛋白溶解的抑制。

重症患者往往存在凝血功能障碍。因此，需要进行 CRRT 的重症患者合理的抗凝方式选择和密切监测尤为重要。根据患者病情特点和出凝血状态进行个体化的选择，根据不同抗凝方式进行实时抗凝监测是保证患者安全和 CRRT 顺利进行的前提。重症患者常见的凝血功能异常和影响因素为如下几个方面。

（1）血小板数量和功能：高血小板计数和输注血小板与滤器时间减少和抗凝剂需要增多有关。重症患者血小板数量和功能均可发生改变，血小板可被 Von Willebrond 因子(vWF)、

血栓素 $A_2$、凝血酶、花生四烯酸、前列腺素 $G_2$ 和 $H_2$ 等激活,这些物质由活化的内皮细胞合成。此外,激活的多形核白细胞和巨噬细胞释放的组织蛋白酶(cathepsin)G、肾上腺素、血管加压素等也可以激活血小板。另外,体外管路和膜材内表面和血小板的接触也会激活血小板。因此,重症患者存在血小板的激活,数量和功能均发生改变。对于血小板数目低于 $50×10^9/L$ 的患者需要考虑选择非肝素抗凝方式。急性肾衰竭患者血小板聚集功能也明显下降,血小板膜糖蛋白的异常是血小板功能低下的原因和病理基础,肾脏替代治疗后毒素的清除使血小板聚集功能得到一定程度纠正。

(2)激活外源性凝血途径:重症患者尤其是严重感染、创伤、烧伤和胰腺炎患者多由于组织因子(tissue factor,TF)释放激活外源性凝血途径,导致患者出现高凝状态。随着疾病的进展和凝血因子的消耗,患者出现凝血功能异常甚至弥散性血管内凝血(DIC)。

(3)生理性抗凝物质减少:体内天然抗凝物质浓度如抗凝血酶Ⅲ等不同程度减少,导致患者呈现高凝状态。

(4)纤溶系统受抑制:纤溶系统被纤维蛋白溶解抑制物血浆素原活化抑制因子-1所抑制。

(5)输注血制品:CRRT过程中输注血制品可减少滤器使用寿命。输注血制品影响患者的凝血系统功能,在输注浓缩红细胞、新鲜冰冻血浆、纤维蛋白原和血小板时,需要密切监测凝血功能,根据监测结果调整抗凝剂用量。

2.血管通路因素　血管通路是CRRT血液引流和回到患者体内的通道,是CRRT正常血流速的保证。

(1)血管通路位置不当和扭曲:CRRT的血管通路植入的技术操作和位置均影响抗凝效果,血管通路与血管走形不一致会导致通路扭曲,血肿压迫也会导致血流速度减慢,在无泵的动静脉循环通路中尤为明显。血流驱动力为动静脉压力差,当血管通路位置不当或扭曲时血流速度明显下降,易形成血栓。在泵驱动的CRRT过程中,血管通路位置不当和扭曲会导致机器出现空抽或回血不畅,均会使机器报警而影响滤过效率,血流停滞导致凝血,甚至导致血细胞损伤。血管通路置入的位置对CRRT的抗凝也有一定影响。经颈内静脉置入的导管由于导管尖端位于胸腔内,胸腔内负压和静脉充盈程度不足导致血流速度下降和血流停滞,导致血栓形成。

(2)血管通路的形状、长度和导管的直径:血管通路对抗凝有一定的影响,长度较短、大口径的血管通路对抗凝的要求较小。管径小的导管需更大的压力来维持血流速度,这样就增加了非层流血流(non laminar blood flow)的危险,导致凝血激活和血栓形成。导管的形状和长度对血流速度也有影响,尤其是高流量血液滤过时,需要较高的血流速度以获得较高的超滤率。

(3)患者体位改变:重症患者为防止压疮,医院获得性肺炎(HAP)等需要定时翻身,改变体位,血管通路可发生扭曲导致血流速度下降和血栓形成。

3.体外循环

(1)滤器和管路:滤器和管路性能(膜材材料、膜材表面、中空纤维长度、是否肝素包被)等均对凝血有明显的影响。滤器膜表面积大,中空纤维口径小但长度长,滤器膜还会导致组织因子的表达,单核细胞黏附,激活血小板,导致凝血途径活化,是CRRT管路中最容易发生凝血的部位。理想的膜材表面均光滑且生物相容性好,不易产生蛋白黏附和沉积。膜材的组成成分和携带的电荷决定膜上血浆蛋白黏附沉积,包括白蛋白、纤维蛋白原和补体等。有研究显示,携带阴性电荷的膜材寿命短于相应的阳性电荷膜材。不同膜材的生物相容性不同,一般来说,合成膜的生物相容性优于纤维膜,如聚砜膜和 AN69 等合成膜,减轻对血小板、白细胞、血浆补体等激活,减少炎症因子产生。近年来出现了肝素包被的膜材,生物相容性好,具有较好的临床应用前景。

(2)气血交界界面和静脉壶:CRRT 体外循环管路中的气血交接界面是凝血激活和形成血栓的另一个常见部位。气体与血液接触可激活凝血系统,静脉壶部位的血流往往形成涡流,容易发生血栓。但是静脉壶又是管路中防止空气进入体内发生气栓的重要措施,Gambro的 Flex 采用静脉壶上层覆盖一层置换液,隔绝血液和空气的接触,有可能防止凝血的激活,减少血栓形成。Fresenius Acumen 设计了气体塑料隔膜装置,希望替代现有的静脉壶排除气体,这些为减少凝血激活和血栓形成提供了新的思路。

4. 肾脏替代治疗相关因素

(1)血液流速的减慢和中断:血流速度的减慢和中断是 CRRT 滤器寿命减少的重要因素。采用微超声探头的研究发现 525 小时的 CRRT 过程中有 314 次血流速度的不同程度减慢甚至中断。血流速度的减慢事件发生率和滤器寿命呈负相关关系。临床实践中,我们也常常见到当反复报警导致血流中断时极易发生凝血,滤器寿命明显缩短。

(2)滤过分数(filtration fraction):CRRT 的滤过分数越高,血液流经滤器后的血液浓缩就越明显,增加凝血发生的概率。滤过分数最好保持在 20% 左右,不要超过 30%,可以通过前稀释、调整血流速度和超滤率获得合适的滤过分数。

(3)前稀释或后稀释:后稀释的 CRRT 方式对抗凝剂的需求和滤过效率较前稀释高。前稀释可使通过滤器的血液经置换液的稀释,减少血液浓缩,相应地减少凝血的发生风险,但降低了溶质的清除效率。清除效率与稀释比例有关,稀释比例=血流速×(1-HCT)/[血流速×(1-HCT)+前置换液流速/60]。

(4)对 CRRT 系统报警的反应时间:医疗护理人员对 CRRT 系统报警的反应时间也是影响滤器寿命的因素之一。目前多数 CRRT 系统都设置不同级别的报警,最严重的报警如压力超过上下限、检测到空气或漏血等。系统会立即停止工作,自动关闭所有的泵,导致血流中断,血液停滞在滤器中,血小板聚集黏附,激活凝血过程,从而导致凝血的发生。

# 第二节　持续肾脏替代治疗过程中抗凝的监测

为了保证 CRRT 过程中足够的滤器使用寿命及有效的溶质清除率,根据患者情况个体化的应用适当抗凝是必需的。密切的抗凝和凝血功能监测是避免 CRRT 过程中抗凝并发症尤其是出血并发症发生的重要措施。

CRRT 过程中的抗凝监测应包括患者凝血功能、抗凝效果、抗凝并发症、滤器功能及滤器使用寿命的监测。

## 一、凝血功能监测

凝血功能监测的实验室检查主要包括血红蛋白(Hb)、血细胞比容、外周血小板计数、血小板聚集试验、出血时间(TT)、凝血时间测定(PT)、部分活化凝血活酶时间(APTT)、纤维蛋白原(FIB)、D-二聚体、抗凝血酶Ⅲ、活化的凝血时间(ACT)等(表6-2)。定期复查血常规，观察血红蛋白、血细胞比容和血小板计数的改变，判断是否存在血细胞破坏，血小板大量消耗，警惕肝素相关性血小板减少症(HIT)的发生。APTT监测能较精确地反映患者内源性凝血途径的凝血功能，可用于肝素抗凝效果的监测，与患者全身性出血倾向具有相关性，临床应用较广泛。但APTT不能很好地反映肝素对全身血小板及白细胞的副作用。凝血时间测定通常采用国际标准化比值(international normal ratio，INR)报告，它将测量值与参考标准值比较，以降低各实验室之间因凝血活酶试剂的敏感性不同造成的差异纤维蛋白原反映体内凝血因子含量的情况。D-二聚体反映血液中纤溶激活的程度。ACT较为简便，床边测定速度快，全血测定，但其测量值范围太宽，与肝素用量相关性不如APTT，故推荐结合监测APTT和ACT。由于肝素作用的个体差异很大，监测肝素血浆浓度没有临床意义。

表6-2  常用凝血功能检查(附正常值)

| 检查项目 | 异常的意义 |
|---|---|
| 凝血 | |
| 活化部分凝血活酶时间(APTT:25~40秒) | 接触因子、内源和共同通路凝血因子缺乏或受抑制:FⅫ、高分子量激肽原、前激肽释放酶、FⅪ(<50%)、FⅧ、FⅨ(<20%)、FⅩ、FⅤ、FⅡ(<30%)、纤维蛋白原(<100mg/dl)或应用外源性凝血抑制剂。缩短提示上述血因子(特别是FⅧ)浓度增加或高凝状态 |
| 凝血酶原时间(PT:10~13秒)国际标准化比值(INR:1.0) | 外源或共同通路凝血因子缺乏或存在其抑制物:FⅦ、FⅩ、FⅤ(<50%)、FⅡ(<30%)、纤维蛋白原(<100mg/dl) |
| 凝血酶时间(TT:10秒) | 纤维蛋白原缺乏或异常，应用凝血酶抑制剂(肝素)或纤维蛋白聚合抑制剂(FDP，骨髓瘤蛋白) |
| 蝰蛇毒凝血时间(拉式蝰蛇毒液时间) | 区别FⅩ和FⅦ缺乏(异常提示FⅩ缺乏) |
| 1:1倍比稀释(矫正到正常) | 不能纠正说明存在特殊因子或磷脂的抑制物，或受肝素影响;可以纠正为正常说明凝血因子缺乏(可能会需要一些抑制剂) |
| 凝血因子检查(60%~100%) | 缺乏1种或更多的凝血因子 |
| 5M尿素血凝块稳定性 | 缺乏FⅫ |
| 血小板 | |
| 血小板计数(150000~400000/μl) | 血小板定量计数异常 |
| 出血时间(3~10分钟) | 血小板功能受损，血小板减少，严重贫血，不正确的检测技术 |
| 血小板聚集功能(定性) | 对血小板激活物反应聚集不良;可以根据异常聚集的类型定位缺陷所在 |
| 瑞斯托霉素辅因子测定 | 血浆vWF数量减少或功能异常 |
| 纤维蛋白溶解 | |
| 纤维蛋白(原)降解产物(FDP<10μg/ml) | 纤溶亢进 |
| 纤维蛋白原(150~400mg/dl) | 纤维蛋白原缺乏 |
| 优球蛋白溶解时间(>2小时) | 纤溶亢进 |
| 硫酸鱼精蛋白试验 | 阳性结果提示血液中存在纤维蛋白单体 |
| D-二聚体 | 阳性结果提示血液中存在交联FDP，而这种情况只有在FⅫ激活导致纤维蛋白多聚体交互链接方可形成;弥散性血管内凝血、纤维蛋白溶解、深静脉血栓和肺动脉栓塞时升高 |

## 二、抗凝监测

1.肝素抗凝(unfragnated haperin,UFH)  肝素是临床 CRRT 抗凝最常用的抗凝药物之一。肝素是一种含有硫酸基团的黏多糖的混合物,分子量为 8000～35000Da。其抗凝原理为肝素的阴离子活性基团与抗凝血酶Ⅲ(AT－Ⅲ)阳离子基团结合,使 AT－Ⅲ 的精氨酸反应中心与各种丝氨酸蛋白酶起作用,使凝血酶的活性丧失,可阻断 FⅩ 和 FⅡ 的激活,延长凝血时间。因与凝血酶等血浆蛋白结合,CRRT 清除极少,半衰期为 30 分钟至 3 小时。临床常用 APTT 监测来指导 CRRT 过程中肝素剂量的调整,给予负荷量后 6～8 小时测定 APTT,稳定后 12 小时测定一次,维持 APTT 在正常值的 1.5～2 倍。APTT 并非总能反映肝素的抗凝效果,并且 APTT 延长与滤器寿命并不相关。ACT 并不精确,尤其使用小剂量普通肝素时。因此,临床采用 ACT 监测应谨慎解读结果,不建议将 ACT 用于重症患者的凝血功能监测。

2.低分子量肝素  低分子量肝素是由标准肝素提取小分子片段,分子量集中,为 4000～7000Da,半衰期显著高于标准肝素,是后者的 4～8 倍,为 2～5 小时。生物利用度高,静脉、皮下给药,生物利用度 98％以上,低分子量肝素抗 FⅩa 活性为主,且存在显著量效关系,阻断 FⅩa 因子的作用强于阻断 FⅡa 因子的作用,FⅩa/FⅡa 为 2:1～4:1,抗凝作用理想,出血风险降低。低分子量肝素剂量调整需用抗 FⅩa 因子水平来决定,抗 FⅡ 因子活性较小,FⅡa 活性由 APTT 反映,故对 APTT 影响不大。安全起见,建议监测抗 FⅩa 活性(目标 0.25～0.35U/ml),但在临床上广泛开展尚有难度。

3.枸橼酸盐  钙离子是 FⅣ,为凝血过程所必需。枸橼酸可以螯合离子钙,血浆中离子钙水平降至 0.35mmol/L 以下,可发挥明显的抗凝作用。进入体内的枸橼酸钙经代谢,部分钙可释放入血。枸橼酸盐在肝、肾、肌细胞内经三羧酸循环进行代谢,产生碳酸氢根。枸橼酸抗凝的并发症主要为代谢性碱中毒,发生率约 26％。大多发生在肝功能不全的患者,但一般程度较轻。枸橼酸钠输入可能造成高钠血症(1mol 枸橼酸钠盐包含 3mol 钠离子)。枸橼酸体外局部抗凝技术相对较复杂,需要较繁琐的监测。在使用局部枸橼酸盐抗凝法时,需定时监测血总钙、游离钙、血气分析、电解质等。初始设置流速后每 2 小时测定一次并根据测定结果调整,稳定后 6～8 小时测定一次,改变模式下机后再次进行 CRRT 时应增加测定次数直至稳定,避免并发症的发生。

4.直接凝血酶抑制剂  临床常用的直接凝血酶抑制剂(direct－acting thrombin inhibitor,DTI)包括重组水蛭素(recombinant hirudin)、比伐卢定(bivahirudin)、阿加曲班(argatroban)等。

重组水蛭素分子量约 6980Da,半衰期为 60～100 分钟,无尿患者延长至 50 小时。能够不可逆地抑制游离或结合的凝血酶,与肝素无交叉反应。但重组水蛭素也存在如下问题:①使用数天后可产生抗体,影响疗效。②APTT 不能很好反映剂量和抗凝效果的关系,应采用蛇酶活化的凝血时间(ecarin clotting time,ECT)。③存在过敏反应。④剂量较难理想掌握,小规模临床研究发现,连续输注会引起出血风险增加,间断给入导致滤器寿命缩短。

20 世纪 80 年代最早在日本使用阿加曲班,2004 年获得美国 FDA 批准临床应用,现在已经成为 HIT 治疗的首选用药之一。阿加曲班对已与陈旧凝块结合的凝血酶抑制作用较强,由肝代谢,半衰期在 18～40 分钟,对 APTT 和 ACT 呈现剂量、浓度依赖性。

比伐卢定是水蛭素衍生物片断,分子量 2180Da,半衰期 25 分钟,其免疫原性较小,2000

年获 FDA 批准在美国上市,在 CRRT 的抗凝临床应用较少。

5. 前列腺素　常用的前列腺素包括前列环素(PGI)、前列腺素 $E_1$。PGI 通过阻止血小板黏附功能和聚集功能,从而发挥抗凝作用,现已成功用于常规透析。PGI 具有强烈抑制血小板的作用,可减少体外循环中 $\beta-TG$、$PF_4$ 和 $TXA_2$ 的产生,从而可避免血小板过度消耗和减少微血栓形成。前列腺素半衰期极短,仅约 2 分钟,但其抗血小板活性在停用 2 小时后仍存在,且无特异性拮抗剂纠正。剂量调整需依靠血小板聚集试验,临床检测不方便。PGI 有扩血管作用,有可能导致血压明显下降。采用小剂量 PGI 和其他抗凝剂联用的方法可以减轻其不良反应,如小剂量肝素联合 PGI 进行抗凝治疗,效果较好。

6. 蛋白酶抑制剂(protease inhibitors)　甲磺酸萘莫司他(nafamostat mesilate)是丝氨酸蛋白酶抑制剂,可抑制 $F\,II\,a$、$F\,X\,a$、$F\,XI\,a$ 等丝氨酸蛋白酶类凝血因子,半衰期为 5～8 分钟。临床采用 ACT 监测,可维持 ACT 在 150 秒左右。但是由于药品来源问题,尚未在临床广泛应用。

## 三、抗凝并发症监测

在 CRRT 过程中使用抗凝药物时需要密切警惕各种抗凝药物可能导致的相关并发症,尽可能避免出血等严重并发症的发生。

出血是应用肝素和低分子量肝素等全身性抗凝药物最常见的并发症,CRRT 期间与肝素相关的出血发生率可达 5%～30%。在运用肝素抗凝时,若血小板计数明显下降,还应警惕肝素引起血小板减少。另外,肝素的个体差异性很大,其耐药性和对循环的影响(低血压)需要警惕。

枸橼酸抗凝时,可能发生代谢性碱中毒、高钠血症、枸橼酸中毒、低钙血症、心律失常等并发症,需要定时密切监测。

前列腺素类药物可松弛血管平滑肌,扩张血管,导致低血压,前列腺素有较高的剂量依赖性低血压发生率。临床常常联合其他抗凝药物,减少副作用发生。

## 四、滤器功能监测

为达到有效清除效率,又不使有效滤过压过大导致滤过膜对血细胞起破坏作用,应早期认识到滤器功能下降。如连续 3 小时内滤出液减少 150～200ml/h,或跨膜压明显上升超过 300mmHg,除外血流动力学变化的影响因素,提示滤器或管道将要堵塞。也可以每 12 小时检测滤出液/血的尿素氮浓度比值,若<0.7,应考虑更换滤器及管道。否则,滤出效果将显著降低,并且对血细胞的破坏等副作用将更加突出。可根据以下参数进行滤器凝血征象的判断:①滤液尿素值/血尿素值<0.7(正常值为 1.0),表示滤液与血液溶质不完全平衡,提示滤器内凝血。②最大超滤<100ml/h,表示凝血,应更换滤器。③滤器前压力过高,引起管道抖动。

## 五、持续肾脏替代治疗监测记录

重症医学科或血液净化中心需建立本中心的 CRRT 监测记录,如 CRRT 治疗模式、抗凝方法、抗凝药物使用及其剂量、滤器使用寿命、并发症的发生和结局等。有利于总结本中心抗凝方法和影响抗凝的相关因素,进行有针对性的培训,提高临床操作水平,改进 CRRT 抗凝技术,改善 CRRT 滤器使用寿命,保证 CRRT 的顺利进行。

# 第三节　持续肾脏替代治疗抗凝选择

为了保证 CRRT 过程中滤器的使用寿命及有效的溶质清除率,减少凝血和并发症,需要进行合适的抗凝。抗凝方法的选择需要根据患者的病情、凝血功能、医师的经验、监测的难易、各单位对各种抗凝方法的熟悉和使用情况、药物的配制(包括置换液的配制)决定。虽然有多种抗凝剂可供选择,但目前临床上仍然没有一种安全和理想的抗凝方法。根据抗凝方式,可分为全身性抗凝和局部抗凝,最常用的抗凝药物是肝素、低分子量肝素、枸橼酸、直接凝血酶抑制剂、前列环素和蛋白酶抑制剂等(表6-3)。常用的抗凝方法为肝素全身抗凝、低分子量肝素全身抗凝、枸橼酸局部抗凝等。应根据不同的患者病情、监测情况和各单位习惯,适当选择使用。

表6-3　持续肾脏替代治疗的常用抗凝药物选择及用法

| 抗凝药物 | 作用机制 | 剂量 | 抗凝监测 |
|---|---|---|---|
| 肝素 | 通过抗凝血酶Ⅲ,抑制凝血酶、FⅨa、FⅩa、FⅪ、FⅫa活性 | 负荷量:2000U<br>维持量:5～15U/(kg·h) | APTT |
| 低分子量肝素 | 抑制FⅩa活性 | 负荷量:5～15U/kg<br>维持量:2.5～5U/(kg·h) | 抗FⅩa活性 |
| 枸橼酸钠 | 钙离子螯合剂 | 2%～4%枸橼酸钠初流速(ml/h)为血流速度(ml/min)的1.5倍 | 血浆和滤器后离子钙浓度 |
| 重组水蛭素 | 直接凝血酶抑制剂 | 2μg/(kg·h) | 蛇酶活化的凝血时间 |
| 前列环素 | 抑制血小板聚集 | 4～8ng/(kg·min) | ADP刺激性血小板聚集试验 |
| 甲磺酸萘莫司他 | 蛋白酶抑制剂,抑制凝血酶、FⅩa、FⅫa的活性,并抑制血小板聚集功能 | 0.1～0.3mg/(kg·h) | APTT、ACT |

## 一、持续肾脏替代治疗抗凝方法选择

### (一)肝素抗凝

肝素抗凝仍是 CRRT 过程中最常用的抗凝方法,大部分患者可获得满意的抗凝效果。优点是使用方便,易于操作,过量时可用鱼精蛋白迅速中和。缺点是出血并发症发生率高,药代动力学多变,肝素用量个体变动较大,有诱发血小板减少的风险。临床采用 APTT 监测肝素的抗凝作用,APTT 并非总能反映肝素的抗凝效果,并且 APTT 延长与滤器寿命并不相关。肝素可用于全身性抗凝,肝素加鱼精蛋白用于体外局部抗凝。

1.肝素全身性抗凝　肝素全身性抗凝的适应证:无急性出血、凝血功能基本正常、血小板>$60×10^9$/L 需行 CRRT 的患者。禁忌证包括:①存在严重的活动性出血者。②CRRT 前48小时内有过严重出血者。③CRRT 前72小时内有脑、眼、脊柱、腹部外科手术者。④INR>2。⑤APTT>60秒。⑥血小板<$60×10^9$/L。⑦恶性高血压。⑧正在接受活化蛋白 C 治疗的患者。⑨近两周内的蛛网膜下腔及脑内出血。

(1)常规肝素抗凝法:没有活动性出血倾向和肝素抗凝禁忌证的患者,参考用法首剂量1000～3000U 或 20U/kg 于动脉端管路注入,以后持续泵入 5～15U/(kg·h)或 500U/h。APTT 延长达到正常值的 1.5～2 倍,可获得充分抗凝效果,无出血禁忌患者也可采用 ACT

进行监测,维持 ACT 在 160～180 秒。

(2)存在潜在出血的抗凝:存在可控制的潜在出血部位(表面伤口、易控制的血肿)。首剂 15～25U/kg,继续持续泵入 5～10U/(kg·h),APTT 比正常值延长 15 秒。

(3)出血倾向明显患者的抗凝:有易出血倾向,尤其是多发创伤、外科手术后。首剂 5～10U/kg 或不用负荷剂量,持续泵入 5～10U/(kg·h)。APTT 达到正常值。

2.肝素局部抗凝　凝血功能异常,血小板<60×10⁹/L,且 APTT 明显延长,可用前稀释加用生理盐水冲洗法。如滤器使用寿命过短而又没有其他可以替代的抗凝方法时,可临时短时间选用局部肝素抗凝。

临床具体操作方法为在管路动脉端输入肝素,静脉端输入鱼精蛋白,维持滤器中 APTT 在 100 秒左右,体内 APTT 在正常范围内。治疗中需分别从肝素后动脉端或滤器后、鱼精蛋白后静脉端及肝素前动脉端抽血监测 PT 及 APTT。每 100U 肝素需鱼精蛋白 0.6～2mg 中和(存在个体差异),鱼精蛋白需要量可应用中和试验调整,随个体和治疗时间的变化而变化。优点是对全身凝血状态影响较小。缺点是操作复杂,技术要求高,用量越大,半衰期越长,需随时调整剂量。可能出现过敏反应和肝素反跳,还有低血压、血管反应、肺动脉高压等不良反应。

(二)低分子量肝素抗凝

低分子量肝素的适应证和禁忌证同普通肝素。低分子量肝素的抗 FXa 的作用强于抗 FⅡa,有较强的抗血栓作用,而抗凝血作用较弱,具有出血危险性小、生物利用度高及使用方便等优点,是一种较为理想的抗凝剂。低分子量肝素首剂静脉推注 5～15U/kg,维持剂量 2.5～5U/(kg·h)。持续静脉滴注依据抗 FXa 水平调整剂量,维持抗 FXa 活性在 0.25～0.35IU,而监测 APTT 对调整低分子量肝素剂量无帮助。如无抗 FXa 活性监测条件可采用少量生理盐水如每次 100ml 观察滤器内凝血情况。低分子量肝素的缺点是用鱼精蛋白不能充分中和,监测手段较复杂。

(三)枸橼酸体外局部抗凝

具有高危出血风险的 CRRT 患者可采用枸橼酸体外局部抗凝。枸橼酸抗凝的禁忌证为严重肝功能不全、肝性脑病、严重活动性出血。枸橼酸是钙离子螯合剂,临床常用于血液保存液存储血液。血浆中离子钙水平降至 0.2mmol/L 以下,几乎没有凝血发生。血浆中离子钙水平降至 0.35mmol/L 以下,可发挥明显的抗凝作用。进入体内的枸橼酸钙经代谢,部分钙可释放入血,枸橼酸盐在肝、肾、肌细胞内经三羧酸循环进行代谢,产生水与碳酸氢根。枸橼酸是小分子物质,可经 CRRT 滤器滤过排出,加透析模式时经滤器清除率更高,筛过系数可达到 1。为了避免代谢性碱中毒和高钠血症,需同时使用低钠(117mmol/L)、无碱基及无钙置换液和透析液。该技术优点是具有较高的溶质清除率和滤器有效使用时间长,缺点是代谢性碱中毒等并发症发生率较高。尤其是在进行枸橼酸抗凝的最初 24 小时,需频繁监测游离钙、血气等。

常用枸橼酸(表 6-4)和钙剂成分(表 6-5)分子量不同,临床使用剂量也不尽相同,但重要的是在使用过程中密切地监测,达到抗凝目标,尽可能防止相关并发症的发生。

表 6-4　3%枸橼酸制剂(血液保存液Ⅰ,费森尤斯)1000ml 所含成分及分子量

| 成分 | 分子量(g/mol) | 1000ml 所含各成分含量(g) | 1000ml 所含各成分毫摩尔数 |
| --- | --- | --- | --- |
| 枸橼酸三钠(二水) | 294.10 | 22.0 | 75 |
| 枸橼酸(一水) | 210.14 | 8.0 | 38 |
| 葡萄糖(一水) | 198.17 | 24.5 | 120 |

表 6-5 临床常用钙剂

| 名称 | 分子式 | 分子量(g/mol) | 1ml 所含摩尔数 |
|---|---|---|---|
| 10%氯化钙溶液 | $CaCl_2 \cdot 2H_2O$ | 147 | 0.680 |
| 5%氯化钙溶液 | $CaCl_2 \cdot 2H_2O$ | 147 | 0.340 |
| 10%葡萄糖酸钙溶液 | $C_{12}H_{22}CaO_{14} \cdot H_2O$ | 448 | 0.223 |

枸橼酸体外局部抗凝临床具体操作为在滤器动脉端管道侧持续泵入枸橼酸钠抗凝剂,在静脉回路管中注入钙剂对抗,维持滤器内离子钙浓度在 0.2～0.4mmol/L,体内离子钙浓度在正常范围,实现滤器内局部抗凝。

枸橼酸体外局部抗凝时需要密切监测体内和滤器后离子钙体内、总钙水平,体内血浆 pH、$Na^+$、$HCO_3^-$ 水平。抗凝开始后,0～8 小时内每 2 小时监测一次并调整枸橼酸和钙剂泵速,第 9～24 小时每 4～6 小时监测一次。若体内和滤器后血离子钙水平稳定,可每 8 小时监测一次。

初始 3%枸橼酸泵速(ml/h)设置为血液流速(ml/min)的 1.2～1.5 倍。例如,血流速为 120ml/min,则 3%枸橼酸泵速为 144～180ml/h。初始钙剂流速如下:5%氯化钙溶液初始泵速为 3%枸橼酸泵速的 4%(5.8～7.2ml/h),10%氯化钙溶液初始泵速为 3%枸橼酸泵速的 2%(2.9～3.6ml/h),10%葡萄糖酸钙溶液初始泵速为 3%枸橼酸泵速的 6.1%(8.8～11.0ml/h)。

初始设置后根据监测结果调节枸橼酸流速(表 6-6)和钙剂(表 6-7)的泵速,达到需要的抗凝目标,这里给出的调整速度并非固定流速,而是根据监测结果进行适当调整。特别要注意的是,枸橼酸除了作为抗凝剂外,还有缓冲碱的作用,可以产生碳酸氢根,因此,在有些情况下还需进行置换液配置的调整。

表 6-6 枸橼酸泵速调整

| 血滤管路离子钙(从滤器后取血)(mmol/L) | 3%枸橼酸输注速度 |
|---|---|
| <0.20 | 降低 5ml/h |
| 0.20～0.40 | 维持不变 |
| 0.41～0.50 | 增加 5ml/h |
| >0.50 | 增加 10ml/h |

表 6-7 钙剂泵速调整

| 患者体内离子钙水平(从外周静脉或动脉取血)(mmol/L) | 5%氯化钙输注速度调整 | 10%葡萄糖酸钙输注速度调整 |
|---|---|---|
| >1.45 | 降低 4ml/h | 降低 6.1ml/h |
| 1.21～1.45 | 降低 2ml/h | 降低 3.1ml/h |
| 1.00～1.20 | 维持不变 | 维持不变 |
| 0.90～1.00 | 增加 2ml/h | 增加 3.1ml/h |
| <0.90 | 0.2ml/kg 静脉滴注后,增加 4ml/h | 0.31ml/kg 静脉滴注后,增加 6.1ml/h |

枸橼酸体外局部抗凝过程中的注意事项如下：①若血泵停止数分钟以上必须同时关闭枸橼酸泵（防止过多枸橼酸进入患者体内），必须关闭钙泵（防止过量钙进入患者体内）。②若因病情需要停止血滤（如外出检查或手术、更换导管、滤器配套凝血或更换管路），在重新开始血滤时按照停止前的速度设置枸橼酸及钙泵速度并加强监测。每次更换配套、管路或输液部位后1～2小时内应监测离子钙。③代谢性碱中毒如果有pH>7.45和（或）$HCO_3^-$>30mmol/L或$HCO_3^-$增加>10mmol/L，需要降低枸橼酸泵速25%，2～4小时后再次测定$HCO_3^-$。若测定结果仍不正常，再次降低枸橼酸泵速25%。④枸橼酸中毒：体内总钙增加，而体内游离钙不变或降低，血浆总钙/离子钙>2.25，即应考虑存在枸橼酸蓄积中毒。原因为枸橼酸负荷超过肝脏代谢及CRRT清除能力。处理方法为降低或停止枸橼酸10～30分钟，然后按照之前枸橼酸泵速的70%速度开始。

（四）无抗凝剂

在高危出血及出凝血机制障碍的患者可采用无抗凝法行CRRT。无抗凝CRRT最好采用生物相容性好的滤器并采用前稀释方法补充置换液，进行血液稀释，降低滤过分数，避免滤器凝血。CRRT之前用含肝素5000U/L的生理盐水预充滤器和体外循环通路，浸泡10～15分钟，CRRT过程中用生理盐水冲洗滤器及血路；滤器动脉端前连接生理盐水输注系统，血液流速保持在150～200ml/min；冲洗时，先将动脉端血流中断，同时打开生理盐水冲洗系统，使生理盐水进入管路和滤器，每30分钟左右用100～200ml生理盐水冲洗管路和滤器一次，使用无抗凝技术不失为一种安全的选择。缺点是滤器使用寿命有限及溶质清除效率下降。

在采用无抗凝剂生理盐水冲洗法时，需要注意以下几个问题：①尽可能选择生物相容性好、膜面积较大的滤器可有效减少凝血的发生。②建立通畅的血管通路，提供充分的血流量，保持血流速度稳定，尽量用较高的血流速度。③制订液体平衡计划应把生理盐水冲洗液计算在内，平衡均匀出超，避免负平衡过大，压力负荷过重。④管路滤器冲洗充分、排气应彻底。⑤置换液补充最好采用前稀释法，以免血液显著浓缩导致凝血。⑥中途不宜停血泵，避免在循环管路中采血及输入血、脂肪乳剂、止血药物等。⑦严密观察跨膜压和静脉压，若跨膜压进行性升高提示早期滤器凝血，需及时处理。

（五）直接凝血酶抑制剂

直接凝血酶抑制剂包括重组水蛭素、阿加曲班、比伐卢定等。其主要优点是能抑制与血块结合的凝血酶，抗凝作用不需要抗凝血酶或其他内源性因子参与。在抑制已经形成的凝血酶的作用与标准肝素同样有效，但肝素在防止凝血酶形成及防止FⅤ和FⅧ激活方面优于水蛭素。重组水蛭素常规用法为持续泵入$2\mu g/(kg \cdot h)$，采用蛇酶活化的凝血时间进行监测。阿加曲班和比伐卢定目前临床应用较少，可用于肝素相关性血小板减少症（HIT）患者的抗凝治疗。直接凝血酶抑制剂目前均无有效特异性拮抗剂。

（六）前列环素

前列腺素通过抑制血小板黏附和聚集功能而发挥抗凝作用，已在常规透析中成功应用。有人认为其比肝素抗凝法更安全，半衰期极短（仅为2分钟）。临床常常与肝素或低分子量肝素联合应用，前列环素（$PGI_2$）常用量为4～8ng/(kg·min)。但抗血小板活性可在停用后持续2小时且无中和制剂（除了输注血小板），剂量调整需依靠血小板聚集试验，特别是比较高的剂量依赖性低血压发生率。这些缺点限制了其在CRRT中的应用。

（七）蛋白酶抑制剂

甲磺酸萘莫司他是丝氨酸蛋白酶抑制剂，分子量为540Da，可直接抑制凝血酶、FⅩa、FⅫ

a 的活性,并抑制血小板聚集功能。常用剂量为 0. 1~0. 3mg/(kg • h),剂量和 APTT 和 ACT 有很好的相关性。有研究显示甲磺酸萘莫司他用于 CRRT 的抗凝治疗与肝素、低分子量肝素相比有较少的出血发生率。但目前在 CRRT 过程中的应用仍较少,临床经验有限。

## 二、肾脏替代治疗抗凝方式选择流程

2012 年改善全球肾脏病预后组织(KIDGO)发表指南,其中对重症患者 RRT 抗凝方式选择有如下推荐(图 6—4)。

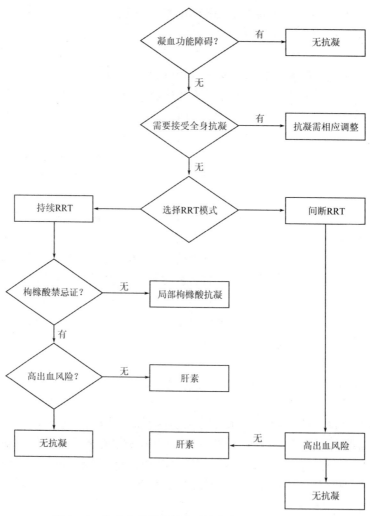

图 6—4　重症患者肾脏替代治疗抗凝方式选择流程图

1. 对于没有高出血风险、凝血功能障碍以及未接受全身抗凝治疗的 RRT 患者,推荐使用抗凝治疗(推荐意见 1B)。

研究表明对于伴有血小板减少等凝血功能障碍的 RRT 患者可能并不能从全身抗凝中获益,临床医师需根据具体情况决定此类患者是否需要抗凝。另外,不能仅仅依据 PT、APTT 延长而确定患者的凝血状态、决定 RRT 患者不需要全身抗凝。因为 PT、APTT 延长也可能是感染、休克等原因导致凝血系统激活、凝血因子消耗，而患者可能处于高凝状态，此时滤器寿命可能明显缩短，需要考虑抗凝或增加抗凝药物剂量。

对于已经接受全身抗凝治疗的患者(如心脏瓣膜置换术后、急性冠脉综合征和心房纤颤的患者长期口服抗凝药物)进行 RRT 时，通常不需要额外的抗凝治疗，但仍需要监测患者的凝血状态，进行个体评估。

2. 对于无凝血功能障碍及未接受全身抗凝治疗的患者行间歇肾脏替代治疗(IRRT)，若无高出血风险，建议用肝素或低分子量肝素抗凝(推荐意见 1C)。若存在高出血风险，建议不使用全身和局部抗凝(推荐意见 2C)。

3. 对于无凝血功能障碍及未接受全身抗凝治疗的患者行 CRRT，无论有无高出血风险，若无枸橼酸使用禁忌证，建议首选局部枸橼酸抗凝(推荐意见 2B)。

4. 对于无凝血功能障碍及未接受全身抗凝治疗行 CRRT 的患者，若存在枸橼酸使用禁忌证，无高出血风险者，建议使用肝素或低分子量肝素抗凝(推荐意见 2C)；对于高出血风险患者，建议不使用全身和局部抗凝(推荐意见 2C)。

### 三、持续肾脏替代治疗过程中抗凝治疗的未来和展望

临床应根据不同患者病情和不同抗凝方法的特点进行合理抗凝药物和抗凝方式的选择，密切的监测是防止 CRRT 抗凝治疗并发症的关键。新型抗凝药物和抗凝方法是基础和临床研究的方向。目前的研究也在致力于寻找具有抗凝活性的物质或生物材料包被的膜材，临床应用经济简便，生物相容性佳，无须抗凝剂或尽量减少抗凝药物的使用。

# 第四节　肝素相关性血小板减少症

随着肝素及低分子量肝素等抗凝药物在临床的推广使用，在疗效得到临床医师肯定的同时，抗凝药物相关的并发症也屡见不鲜。肝素相关性血小板减少症(heparin-induced thrombocytopenia，HIT)是临床肝素抗凝治疗中一种常见的不良反应，如免疫介导的 II 型 HIT 可导致严重的血栓性病变。但常因其隐匿性，早期容易被临床医师忽略，导致临床决策错误，严重危害患者健康，甚至导致患者的死亡。早期诊断，停用肝素类药物，选用非肝素替代抗凝疗以及后续的口服华法林是临床防治 HIT 的重要策略。

### 一、肝素相关性血小板减少症的定义及流行病学特点

HIT 指患者使用肝素后不久或在肝素治疗过程中出现的血小板减少。国外报道，接受肝素抗凝治疗的患者中，HIT 的发生率为 1%～5%。发生 HIT 的患者容易并发新的血栓性事件，包括各种动、静脉血栓，称为肝素相关性血小板减少合并血栓形成综合征(heparin-induced thrombocytopenia and thrombosis syndrome，HITTS)。1948 年 Fidlar 首先描述了肝素相关性血小板减少症和血栓形成这一现象。国内 1987 年姚尔固也报道了肝素-血小板减少-血栓形成综合征。

近期的研究显示，每年在美国超过 1200 万患者应用肝素或低分子量肝素抗凝治疗，约 60 万患者发生 HIT，其中约 30 万(50%～60%)患者发生 HITTS。HIT 致死率较高，特别是合并 HITTS 的患者，美国每年死亡达 9 万人。同时，HIT 可带来严重的经济负担。目前每年用于 HIT 的预防及治疗经费逐渐增加，美国仅在心脏外科患者中就高达 1 千万美元。然而

目前 HIT 及 HITTS 在我国并未得到临床医师的广泛关注,尚无全国性大规模统计数据。哈尔滨医科大学附属第二医院报道普通肝素治疗动脉硬化闭塞症的患者(50 例)HIT 抗体阳性率为 16%。HIT 抗体阳性的患者中,5%~30%发展为临床 HIT。

药物说明书是临床用药的重要参考。在肝素说明书中的不良反应提示,在用药后 8 天左右,有时可发生血小板明显减少,与抗体产生免疫反应相关,后期可合并脏器栓塞。低分子量肝素说明书中的不良反应也提及偶见血小板减少,有 HIT 病史的患者禁用。

因此,提高认识、早期诊断和合理治疗非常重要。

### 二、肝素相关性血小板减少症的分类及其发病机制

传统意义上,根据发病机制不同 HIT 分为 I 型及 II 型,现 I 型 HIT 逐渐被"非免疫性肝素相关性血小板减少症"所取代。临床上常指的 HIT 多数特指 II 型 HIT,其为免疫介导,常合并严重的血栓性病变,在临床上危害性更为突出。

I 型 HIT:为非免疫介导的一过性轻度血小板减少。主要考虑为肝素直接结合血小板,使之聚集、消耗,导致血小板计数减少(血小板很少低于 $100×10^9/L$)。通常发生在肝素或低分子量肝素治疗后的 48~72 小时,无明显临床症状。与出血或血栓性疾病无直接相关,停用肝素 4 天内血小板计数可逐渐恢复。

II 型 HIT:由免疫介导,与血栓形成危险性相关。使用肝素后,体内血小板可产生血小板因子 4($PF_4$),并形成肝素-血小板 4 复合体($H-PF_4$)。当肝素与 $PF_4$ 结合时,$PF_4$ 产生结构改变,产生较强的免疫作用,刺激机体产生相应的抗体,即抗 $H-PF_4$,主要以 IgG 形式出现,部分可以 IgA 及 IgM 形式。$H-PF_4-IgG$ 复合物与血小板膜上的 FcγIIa 受体结合,导致凝血因子释放、凝血酶增殖及血小板聚集(图 6-5)。$PF_4$ 能与血小板表面的内源性硫酸软骨素结合形成具有免疫原性的复合物。HIT 相关抗原抗体复合物促进单核细胞组织因子的释放、血管内皮细胞损伤,血小板数目明显减少及血液高凝状态,从而影响血栓的形成。近来研究发现 $PF_4$ 和抗 $PF_4$ 抗体形成的免疫复合物还能刺激中性粒细胞活化,并且增强了细胞的黏附作用,参与血栓的形成。

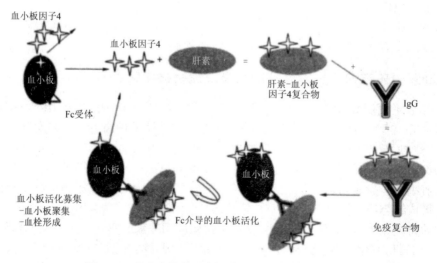

图 6-5　免疫介导的肝素相关性血小板减少的机制

根据 HIT(特指Ⅱ型 HIT)发生的时间,又可分为①典型 HIT(typical－onset)、②速发型 HIT(rapid－onset)、③迟发型 HIT(delayed－onset)。①典型 HIT 最常见,占 70%。血小板计数下降通常发生于肝素治疗后 5～10 天。②速发型 HIT 见于 25%～30%患者。血小板计数在肝素治疗后 24 小时内快速下降,患者常在数周内(<100 天)有过肝素暴露史、体内已然存在循环性 HIT 抗体。③迟发型 HIT 较罕见,可发生在应用极小剂量肝素的患者(如肝素冲管或肝素封管),也可发生在应用大剂量肝素的患者。血小板计数下降发生于停用肝素后数天,仅占 HIT 的 3%～5%。早期容易被忽视,后期具有较高的血栓性病变风险。

$PF_4$ 和肝素形成的超大复合物(ULC)是产生 HIT 的中心环节,而肝素与 $PF_4$ 的亲和力决定于肝素分子链长度、硫酸化程度及分子量大小。普通肝素是动物源性的带负电荷的黏多糖混合异构体。低分子量肝素是普通肝素提取物或化学合成试剂。近年来的研究发现,预防剂量的普通肝素在内源性 $PF_4$ 释放以及少量血小板活化下的 $PF_4$ 释放中形成 ULC 的能力已经较强,而治疗剂量的普通肝素只有在大部分血小板活化释放的 $PF_4$ 水平下才有较强的 ULC 形成能力;预防剂量的低分子量肝素要在大部分血小板活化释放的 $PF_4$ 水平下才有较强的 ULC 形成能力,而在基础 $PF_4$ 水平下治疗剂量的低分子量肝素对于形成 ULC 已超过适合的比例,所以低分子量肝素治疗的患者较少发生 HIT。

## 三、肝素相关性血小板减少症的诊断

HIT 的诊断主要靠临床表现及免疫学检查。4"T"评分可作为可疑 HIT 患者的重要评价指标之一,同时需排除其他原因引起的血小板减少。

1.临床表现

(1)血小板减少:患者有接触肝素或低分子量肝素病史,一般 5～10 天后血小板下降(<$150\times10^9$/L 或比基础值下降≥50%)。如近期曾用过肝素,发病时间可提前。停用肝素后 4～14 天血小板计数常升至正常。

(2)血栓形成:此病最大的风险就是新发血栓形成(静脉多于动脉)。多见于下肢深静脉血栓和肺栓塞,严重者出现呼吸心搏骤停。动脉血栓栓塞最常发生于脑、外周动脉或留置导管部位。继发于肾上腺静脉血栓形成的肾上腺出血性梗死是住院患者急性肾上腺功能衰竭的原因之一。

(3)急性炎症反应:急性反应包括发热、寒战、皮肤潮红、心动过速、高血压、大汗及恶心等,罕见症状有急性一过性遗忘,一般不超过 24 小时。其病理生理尚不清楚。

(4)肝素导致的皮肤损害:通常肝素治疗数天后,局部注射部位出现痛性红斑或皮肤坏死。肝素诱导的皮肤损害病理检查显示微血管血栓形成,可预测血栓形成事件。

(5)出血:尽管存在血小板减少,但出血少见,且血小板减少的程度与出血无关。然而一旦出血将会很严重,包括颅内、后腹膜、胃肠道、肾上腺出血。

2.实验室检查

(1)血小板计数:血小板计数是早期发现 HIT 的主要方法,诊断标准为肝素使用后血小板计数减少至<$150\times10^9$/L,或较肝素使用前下降≥50%以上。不同患者血小板计数需要监测的频率不同。任何患者在接受肝素治疗后 24 小时内都应复查血小板计数。如接受治疗剂量普通肝素,应隔天查血小板计数直至第 14 天或停用肝素时;外科术后接受预防剂量的普通肝素,应在第 4～14 天隔天查血小板计数;内科患者接受预防剂量普通肝素或术后患者接

受低分子量肝素或肝素水冲洗,在4~14天每2~3天查一次血小板计数。

(2)抗H－PF$_4$抗体监测:抗H－PF$_4$抗体在多数HIT患者中均可出现,尤其是伴发HITTS的患者。因此,HIT抗体监测可能及早发现HIT的发生,避免病情进展合并HITTS。美国病理学会建议,在接受肝素治疗期间出现血小板减少或新发血栓的患者应检测HIT抗体,尤其对于早期存在巨大血栓进展风险的高危患者。目前,临床上检测HIT抗体使用最广泛的是酶联免疫测定法(ELISA),敏感性高(>97%),但其特异性差,假阳性率较高。几乎所有诊断为此病的患者中都检测出抗体。但HIT抗体阳性未必发生HIT。因为HIT的发生与否还与血小板Fc受体的数量以及与血小板相连的PF$_4$水平等相关。HIT抗体阳性是否与HIT发生密切相关仍是目前热议的话题之一。

(3)功能学检测:血小板功能检查主要通过肝素诱导的血小板凝聚实验及$^{14}$C－5－羟色胺释放试验($^{14}$C－serotonin release assay,SRA)。在有经验的实验室中,血小板聚集实验的敏感性>90%,特异性范围为80%~97%。血清释放试验(SRA)因敏感性和特异性均很高(>95%),被称为诊断HIT的"金标准"。但操作复杂,要检测放射活性,普通实验室难以实施。

联合血小板聚集试验和HIT抗体,检测HIT敏感性可达100%,特异性方面对早期血小板下降95%,晚期80%~97%,可作为实验室诊断的主要参考指标。

3.4"T"评估系统法 4"T"评估系统法是目前临床上常用的评估HIT的方法(表6－8),根据血小板减少的程度、时间、并发症等因素将患者发生HIT的风险分为高度、中度及轻度三级。如果高度或中度怀疑HIT,则应进行相关的实验室检查来确诊或排除HIT诊断;如果只是低度怀疑HIT时,是否需要行实验室检查来明确或除外诊断尚无定论。近年来,很多研究提示,4"T"评分低分值具有很高的阴性预测价值(≥98%),是排除HIT的可靠手段。

表6－8 HIT可疑患者4"T"评估系统

| 变量 | 2分 | 1分 | 0分 |
|---|---|---|---|
| 血小板减少(thrombocytopenia) | 下降>50%或(20~100)×10$^9$/L | 下降30%~50%或(10~19)×10$^9$/L | 下降<30%或<10×10$^9$/L |
| 血小板减少时间(time of platelet count fall) | 5~10天或≤1天(过去30天曾用肝素) | >10天或≤1天(过去30~100天曾用肝素) | 近期无使用肝素史 |
| 血栓或其他并发症(thrombosis or other sequelae) | 明确的血栓、皮肤坏死或肝素注射后急性全身反应 | 进展性、复发或隐匿性血栓或红色皮疹 | 无 |
| 其他致血小板减少的原因(the cause for thrombocytopenia) | 无证据 | 可能 | 证据明确 |

注:HIT可能性为6~8分高度怀疑,4~5分中度可能,0~3分低度可能。

4.鉴别诊断 HIT的鉴别诊断主要与其他血小板减少的临床情况相鉴别,临床上血小板减少的原因包括:①假性血小板减少:如血液稀释、脾功能亢进时血小板在脾脏内潴留等。②血小板生成减少:病毒如人类免疫缺陷病毒、EB病毒、麻疹病毒等感染累及骨髓,放化疗抑制骨髓增生,骨髓增生不良,维生素B$_{12}$或叶酸缺乏、酒精中毒等导致骨髓生成血小板减少。③血小板破坏增加:输血或移植后反应,传染性单核细胞增多症,主动脉球囊反搏,药物导致血小板破坏增加(利奈唑胺、万古霉素等),抗心磷脂抗体综合征,输血后紫癜等。通过病史及相关检查予以鉴别。

### 四、肝素相关性血小板减少症的预防

1.识别高危患者　HIT的发生主要取决于肝素类型、剂量、给药途径及使用人群。研究显示,提取于牛肺组织的普通肝素更容易导致HIT,且高剂量及长时间使用胰岛素可增加其发病率。整形外科患者较心脏及血管外科HIT发病率高。使用肝素发生容易发生HIT,其发病率为3%～5%,使用低分子量肝素患者发病率为0.1%～1%。女性患者高于男性。对于HIT高危患者,如整形外科术后应用肝素治疗的女性患者,要引起高度警惕。

2.肝素或低分子量肝素患者,参照指南推荐密切监测血小板计数,以期早期发现HIT患者。

3.优选低分子量肝素　鉴于低分子量肝素治疗发生HIT的概率较肝素低,针对高危患者使用低分子量肝素替代肝素。

4.缩短肝素治疗疗程　HIT的发生与肝素治疗的疗程有关。多数HIT患者是在肝素治疗5～10天后出现血小板下降,故缩短肝素使用的时间(<7天)有可能降低HIT发生的概率。

5.高度怀疑HIT时停用肝素(包括肝素水冲洗)。

6.对诊断HIT的患者建立HIT档案(HIT card)　记录患者在何时被诊断为HIT,目前在用何种药物治疗。提醒下一个医师如患者需要抗凝,不能盲目选择肝素,应考虑其他的替代治疗药物。避免因患者体内已存在抗体,再次接触肝素后迅速发生血小板的减少,甚至导致严重的血栓性事件。

### 五、肝素相关性血小板减少症的治疗

治疗关键在于临床要高度警惕,早诊断,早治疗。一旦发生HIT,处理原则是:①立即停用肝素治疗,包括肝素冲管、肝素涂层导管、肝素化透析及其他任何来源的肝素药物。②常规行下肢或其他可疑部位血管超声检查,密切监测血栓事件。③留取血标本送实验室检查。④开始静脉用非肝素抗凝剂替代治疗。⑤密切监测血小板计数,待其恢复后,口服华法林序贯治疗。⑥避免预防性的血小板输注。

1.静脉/皮下应用非肝素抗凝剂　HIT可合并严重的血栓性病变。如怀疑发生HIT时,需立即停用肝素类药物。HIT患者仅予停用肝素而不予抗凝血酶治疗,并发血栓形成的比率为38%～76%。即使当时无血栓形成者,停用肝素以后继发血栓形成的比率也高达19%～52%。因此需加用恰当的替代性抗凝剂抑制凝血酶活性或生成,以阻止HITTS的发生。目前,常用的静脉制剂有直接的凝血酶抑制剂和抗FⅩa活性类药物两大类。前者包括阿加曲班、重组水蛭素或来匹卢定、比伐卢定。重组水蛭素和阿加曲班已被美国FDA批准可用于治疗HIT。国内目前上市并应用较多的为阿加曲班。抗FⅩa活性类药物主要包括磺达肝素(fondaparinux)和达那肝素(danaparoid),达那肝素目前未获美国FDA批准用于治疗HIT。

(1)阿加曲班:阿加曲班是左旋精氨酸衍生的一种小分子物质,没有致免疫作用,直接和凝血酶的催化位点结合,抑制凝血酶活性。阿加曲班可治疗并发血栓的HIT和单纯性HIT,

明显减少血栓事件及患者死亡率。常规剂量是 $2\mu g/(kg \cdot min)$，调整 APTT 至基线水平的 $1.5\sim3.0$ 倍，平均剂量 $1.7\sim2.0\mu g/(kg \cdot min)$，维持静脉点滴 $5\sim7$ 天，出血的风险 $6\%$。对于 ICU 患者，近期临床研究显示起始剂量 $1.14\pm0.62\mu g/(kg \cdot min)$，$98.5\%$ 达到目标 APTT 水平，出血比例稍增加，但没有致命性危险。另有研究显示对于 ICU 的 HIT 患者，应用阿加曲班与历史对照相比明显改善该类患者归因于血栓的终点事件发生率，减少新发血栓率和血栓归因死亡率，没有增加主要器官的出血率，但对总体终点事件的发生率没有显著影响。阿加曲班的半衰期较短，为 $40\sim50$ 分钟，在体内由肝脏代谢为主。由于可引起肝胆管分泌，肝功能严重不全的患者使用剂量应减少 1/4，在肾功能不全患者中使用无须调整剂量，是合并肾功能不全患者替代抗凝时的首选药物。

(2)来匹卢定：来匹卢定为水蛭素的重构体，是一种天然的凝血酶抑制剂，可与凝血酶形成不可逆复合物产生药效作用。建议剂量（肾功能正常者）是 $0.4mg/kg$ 静注，随后予 $0.15mg/(kg \cdot h)$ 静脉滴注，调整 APTT 至基线水平的 $1.5\sim2.5$ 倍，疗程在 $10\sim14$ 天，出血的风险 $13.9\%$。研究显示，使用来匹卢定可减少患者死亡、截肢、血栓等事件的发生，但出血风险相应增加。部分学者建议，在不存在严重血栓的情况下不使用负荷剂量，保持 APTT 在基线水平的 $1.5\sim2.0$ 倍，每 4 小时检测 1 次，直至 APTT 达到稳态水平，以减少出血风险。由于来匹卢定是外源性蛋白质，可产生抗水蛭素抗体，改变其药代动力学特征，引起来匹卢定－IgG 复合物在受损肾脏中蓄积。来匹卢定半衰期为 80 分钟，肾功能不全时显著延长，肾功能不全患者使用时应减量。来匹卢定不经过肝脏代谢，肝功能异常患者无须调整剂量。近期研究显示不用起始负荷剂量，根据肌酐清除率$\geq60ml/min$、$30\sim60ml/min$、$\leq30ml/min$，维持剂量分别给予 $0.08mg/(kg \cdot h)$、$0.04mg/(kg \cdot h)$、$0.01\sim0.02mg/(kg \cdot h)$ 治疗 HIT 仍然安全有效。

(3)比伐卢定：比伐卢定是由 20 个氨基酸组成的多肽，属于人工合成的水蛭素类似物，可逆性地与凝血酶相结合。比伐卢定通过肾脏和蛋白水解排出，其中 $20\%$ 左右可经肾脏原型排泄，其半衰期较阿加曲班及来匹卢定更短，仅有 25 分钟，适用于合并或具有 HIT、HITTS 高风险的人群。有临床总结报道，根据肌酐清除率$\geq60ml/min$、$30\sim60ml/min$，$\leq30ml/min$ HIT 患者分别给予比伐卢定 $0.15mg/(kg \cdot h)$、$0.08\sim0.10mg/(kg \cdot h)$、$0.03\sim0.05mg/(kg \cdot h)$ 治疗 HIT 是安全有效的。有研究报道比伐卢定较其他凝血酶抑制剂可明显减少出血风险，可用于多脏器功能衰竭患者，但该药在 HIT 患者中的应用经验仍很有限。

(4)磺达肝素：磺达肝素是一种由肝素衍生的人工合成的戊多糖，结构与肝素的活性位点相似，它与抗凝血酶结合，促进对 FⅩa 的灭活。要产生 HIT 相关抗原需要糖链的长度在 $14\sim16$ 个糖基，理论上，因为只有 5 个糖基，比低分子量肝素还小，推测磺达肝素不会引起 HIT。一项小样本研究中以 10 例直接凝血酶抑制剂治疗的患者为历史对照，7 例磺达肝素治疗患者和对照组在治疗期间均没有新血栓形成。磺达肝素半衰期较长，达 $17\sim21$ 小时，经肾脏排泄。磺达肝素是批准用于单纯性血栓治疗的药物，近来越来越多地应用于 HIT 患者的预防性治疗。

对于已经证实合并血栓的 HIT 患者的替代抗凝治疗药物选择见表 6－9。

表6-9　合并血栓的 HIT 患者的替代抗凝治疗药物选择

| 药物 | 剂量 | 监测指标 | 代谢途径 | 半衰期 |
|---|---|---|---|---|
| 阿加曲班 | 2μg/(kg·min),不需负荷量 | APTT | 肝胆 | 40~50 分钟 |
| 来匹卢定 | 0.4mg/kg 静注后 0.15mg/(kg·h) | APTT | 肾脏 | 80 分钟 |
| 比伐卢定 | 0.15~0.20mg/(kg·h),不用负荷量 | APTT | 肾脏 20%<br>酶解 80% | 25 分钟 |
| 磺达肝素 | 7.5mg/d | 抗 FⅩa 活性 | 肾脏 | 17~21 小时 |

注:APTT=活化部分凝血活酶时间。

2.口服华法林　华法林是维生素 K 拮抗剂,可竞争性抑制维生素 K 环氧化物还原酶,从而阻断体内维生素 K 循环利用过程,致使体内还原型维生素 K 缺乏,凝血因子Ⅱ、Ⅶ、Ⅸ、Ⅹ前体不能正常羧化为具有凝血活性的因子。华法林对于肝脏已经合成的凝血因子无抑制作用,需要等待凝血因子浓度降低才会发挥作用。华法林大约需要 5 天时间使维生素 K 依赖性凝血因子尤其是凝血酶原降低至治疗水平。而华法林最初的作用是快速降解抗凝血因子和蛋白 C,可导致短暂的促凝血效果,引起全身广泛血栓形成。甚至出现肢端静脉血栓性坏疽、血栓疾病恶化及皮肤坏死。

华法林可用于各种 HIT 病变,但对于高度可疑或确诊的 HIT 患者早期不推荐首先使用华法林。需先使用非肝素替代抗凝剂,在血小板恢复后(至少>$100\times10^9$/L,最好达到 $150\times10^9$/L)再应用华法林,二者叠加使用至少 4~5 天,维持 INR 2.0~3.0 连续 2 天以上,才可停用非肝素抗凝剂。如诊断 HIT 时,已接受华法林治疗的患者,在早期血小板数目仍异常的情况下可予维生素 K 拮抗。

3.抗凝方案及疗程　抗凝治疗方案因不同的临床表现而不同。对单纯的血小板减少者,抗凝治疗应持续至血小板数量恢复后 2~4 周。而对于伴血栓形成的 HIT 患者,应予静脉非肝素替代抗凝治疗直到血小板恢复至 $150\times10^9$/L,然后换用口服华法林治疗 3~6 个月。在单用口服华法林治疗前,二者重叠应用至少 4~5 天。另外抗凝治疗同时,可使用氯吡格雷或血小板Ⅱb-Ⅲa 受体拮抗剂抗血小板治疗。

当引起下肢或器官缺血的栓子不能通过替代的静脉抗凝治疗清除时,可考虑联合溶栓治疗或外科取栓术。对于病情严重或需要接受心脏手术患者可考虑予血浆置换来紧急去除血浆中 HIT 相关抗体。也有报道大剂量丙种球蛋白能和血小板表面抗 H-PH₄ 抗体竞争抑制膜表面受体,可能有助于缓解 HIT 患者病情。

4.避免预防性血小板输注　HIT 患者会出现血小板减少,主要由免疫介导产生,但血液呈高凝状态,一般不会出血,应避免预防性的血小板输注,避免加重高凝状态而导致新的血栓形成。如果患者有活动性出血或正在进行较大的外科介入手术,可以考虑治疗性的血小板输注。

5.肝素再应用　H-PF₄ 抗体复合物在体内存在的时间平均在 85 天。对于既往 HIT 阳性患者如 HIT 抗体转阴,而手术需要抗凝治疗,可以再次使用肝素。因为相对肝素而言,替代药物的出血风险大,且无合适的拮抗药物。

# 参考文献

[1]梅长林,张彤.肾脏疾病[M].上海:第二军医大学出版社,2016.

[2]谭鹤长,宋雪霞,刘春晓.左卡尼汀改善维持性血液透析患者微炎症状态的疗效观察[J].临床医学工程.2014(11):1413—1414.

[3]鱼建平.缬沙坦联合贝前列素钠对高血压合并早期肾损伤患者肾功能、凝血功能以及内皮损伤的影响[J].海南医学院学报.2016(24):2989—2992.

[4]张建荣.多器官疾病与肾脏损伤[M].北京人民军医出版社,2015.

[5]贾丽荣,王烨,岳伟光,万紫旭.糖尿病肾病研究概述[J].临床医药文献电子杂志.2017(62):1226—1227.

[6]张俊杰.尿微量白蛋白与尿肌酐比值在早期糖尿病肾病中的诊断意义[J].世界最新医学信息文摘.2016(39):61.

[7]谌贻璞.肾脏内科诊疗常规[M].北京:中国医药科技出版社,2013.

[8]张琦,吴杰,段姝伟,孟金玲,刘述文,张雪光,夏园园,王思杨,蔡广研,陈香美.老年IgA肾病的临床病理相关研究及预后影响因素分析[J].中国中西医结合肾病杂志.2016(04):307—311.

[9]郭玉莹.比较3种常用血液净化方法对慢性肾功能衰竭患者血清甲状旁腺素的清除效果[J].中国实用医药.2017(35):56—57.

[10]刘海军.肾脏疾病基础与临床[M].青岛:中国海洋大学出版社,2013.

[11]卫鹏宇,薛军.血液透析和腹膜透析治疗终末期糖尿病肾病的临床疗效对比[J].中国社区医师.2017(35):41+43.

[12]史青凤.加巴喷丁联合左卡尼汀治疗尿毒症周围神经病变的疗效观察[J].中国药物与临床.2017(07):1048—1050.

[13]于为民.肾内科疾病诊疗路径[M].北京:军事医学科学出版社,2014.

[14]阮一平.糖尿病肾病治疗的进展[J].福建医药杂志.2017(06):9—13.

[15]覃学,陈文.左卡尼汀对老年终末期肾病维持性血液透析患者炎症及营养状况的影响[J].中国老年学杂志.2017(19):4880—4882.

[16]张金锋.临床肾脏病理论与实践[M].西安:西安交通大学出版社,2016.

[17]《临床路径治疗药物释义》专家组.《临床路径治疗药物释义 肾脏内科分册》[M].北京:中国协和医科大学出版社,2013.

[18]邓时素,欧三桃.甲泼尼龙联合他克莫司治疗老年原发性肾病综合征的临床观察[J].中国药房.2016(32):4528－4531.

[19]李小红,李清初,李康慧,王函,马文峰.中老年原发性肾病综合征应用雷公藤多苷辅助治疗效果观察[J].中国临床保健杂志.2015(05):514－516.

[20]严海东,张景红.各系统疾病合并肾脏损伤的早期诊断与治疗[M].上海:同济大学出版社,2013.

[21]于为民.新编肾内科住院医师问答[M].武汉:华中科技大学出版社,2016.

[22]李冉,辛华雯.他克莫司治疗儿童难治性肾病综合征的研究进展[J].中国药师.2017(12):2228－2232.

[23]梅长林.肾脏病临床实践指南[M].上海:上海科学技术出版社,2017.

[24]程一春,葛树旺,骆冉,杨毅,郭水明,徐钢.IgA肾病预后及危险因素分析[J].内科急危重症杂志.2017(04):272－274.

[25]孙世澜.血液净化新理论新技术[M].郑州:河南科学技术出版社,2017.